U0335444

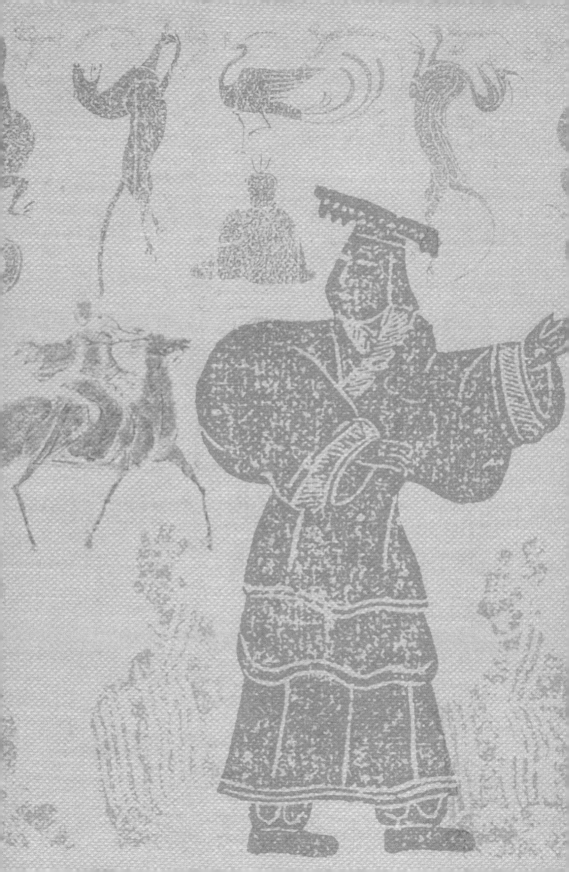

.

中国古医籍整理丛书

祈 嗣 真 诠

明·袁黄　著

林　姗　校注

中国中医药出版社

·北　京·

图书在版编目（CIP）数据

祈嗣真诠 /（明）袁黄著；林姗校注 . -- 北京：中国中医药
出版社，2015.12（2025.3 重印）
（中国古医籍整理丛书）
ISBN 978-7-5132-2411-6

Ⅰ . ①祈… Ⅱ . ①袁… ②林… Ⅲ . ①中医妇产科学 – 中国 –
明代 Ⅳ . ① R271

中国版本图书馆 CIP 数据核字（2015）第 030460 号

中国中医药出版社出版
北京经济技术开发区科创十三街 31 号院二区 8 号楼
邮政编码 100176
传真 010-64405721
北京盛通印刷股份有限公司印刷
各地新华书店经销

开本 710×1000 1/16 印张 6 字数 31 千字
2015 年 12 月第 1 版 2025 年 3 月第 5 次印刷
书号 ISBN 978 – 7 – 5132 – 2411 – 6

定价 18.00 元
网址 www.cptcm.com

服 务 热 线 010-64405510
购 书 热 线 010-89535836
维 权 打 假 010-64405753

微信服务号 zgzyycbs
微商城网址 https://kdt.im/LIdUGr
官 方 微 博 http://e.weibo.com/cptcm
天猫旗舰店网址 https://zgzyycbs.tmall.com

如有印装质量问题请与本社出版部联系（010-64405510）
版权专有 侵权必究

国家中医药管理局
中医药古籍保护与利用能力建设项目
组织工作委员会

主 任 委 员 王国强

副 主 任 委 员 王志勇　李大宁

执 行 主 任 委 员 曹洪欣　苏钢强　王国辰　欧阳兵

执行副主任委员 李 昱　武 东　李秀明　张成博

委　　　　员

各省市项目组分管领导和主要专家

　　（山东省）武继彪　欧阳兵　张成博　贾青顺

　　（江苏省）吴勉华　周仲瑛　段金廒　胡 烈

　　（上海市）张怀琼　季 光　严世芸　段逸山

　　（福建省）阮诗玮　陈立典　李灿东　纪立金

　　（浙江省）徐伟伟　范永升　柴可群　盛增秀

　　（陕西省）黄立勋　呼 燕　魏少阳　苏荣彪

　　（河南省）夏祖昌　刘文第　韩新峰　许敬生

　　（辽宁省）杨关林　康廷国　石 岩　李德新

　　（四川省）杨殿兴　梁繁荣　余曙光　张 毅

各项目组负责人

　　王振国（山东省）　　王旭东（江苏省）　　张如青（上海市）

　　李灿东（福建省）　　陈勇毅（浙江省）　　焦振廉（陕西省）

　　蔡永敏（河南省）　　鞠宝兆（辽宁省）　　和中浚（四川省）

项目专家组

顾　问　马继兴　张灿玾　李经纬

组　长　余瀛鳌

成　员　李致忠　钱超尘　段逸山　严世芸　鲁兆麟
　　　　郑金生　林端宜　欧阳兵　高文柱　柳长华
　　　　王振国　王旭东　崔　蒙　严季澜　黄龙祥
　　　　陈勇毅　张志清

项目办公室（组织工作委员会办公室）

主　任　王振国　王思成

副主任　王振宇　刘群峰　陈榕虎　杨振宁　朱毓梅
　　　　刘更生　华中健

成　员　陈丽娜　邱　岳　王　庆　王　鹏　王春燕
　　　　郭瑞华　宋咏梅　周　扬　范　磊　张永泰
　　　　罗海鹰　王　爽　王　捷　贺晓路　熊智波

秘　书　张丰聪

前 言

中医药古籍是传承中华优秀文化的重要载体，也是中医学传承数千年的知识宝库，凝聚着中华民族特有的精神价值、思维方法、生命理论和医疗经验，不仅对于传承中医学术具有重要的历史价值，更是现代中医药科技创新和学术进步的源头和根基。保护和利用好中医药古籍，是弘扬中国优秀传统文化、传承中医学术的必由之路，事关中医药事业发展全局。

1949 年以来，在政府的大力支持和推动下，开展了系统的中医药古籍整理研究。1958 年，国务院科学规划委员会古籍整理出版规划小组在北京成立，负责指导全国的古籍整理出版工作。1982 年，国务院古籍整理出版规划小组召开全国古籍整理出版规划会议，制定了《古籍整理出版规划（1982—1990）》，卫生部先后下达了两批 200 余种中医古籍整理任务，掀起了中医古籍整理研究的新高潮，对中医文化与学术的弘扬、传承和发展，发挥了极其重要的作用，产生了不可估量的深远影响。

2007 年《国务院办公厅关于进一步加强古籍保护工作的意见》明确提出进一步加强古籍整理、出版和研究利用，以及

"保护为主、抢救第一、合理利用、加强管理"的方针。2009年《国务院关于扶持和促进中医药事业发展的若干意见》指出，要"开展中医药古籍普查登记，建立综合信息数据库和珍贵古籍名录，加强整理、出版、研究和利用"。《中医药创新发展规划纲要（2006—2020）》强调继承与创新并重，推动中医药传承与创新发展。

2003~2010年，国家财政多次立项支持中国中医科学院开展针对性中医药古籍抢救保护工作，在中国中医科学院图书馆设立全国唯一的行业古籍保护中心，影印抢救濒危珍本、孤本中医古籍1640余种；整理发布《中国中医古籍总目》；遴选351种孤本收入《中医古籍孤本大全》影印出版；开展了海外中医古籍目录调研和孤本回归工作，收集了11个国家和2个地区137个图书馆的240余种书目，基本摸清流失海外的中医古籍现状，确定国内失传的中医药古籍共有220种，复制出版海外所藏中医药古籍133种。2010年，国家财政部、国家中医药管理局设立"中医药古籍保护与利用能力建设项目"，资助整理400余种中医药古籍，并着眼于加强中医药古籍保护和研究机构建设，培养中医古籍整理研究的后备人才，全面提高中医药古籍保护与利用能力。

在此，国家中医药管理局成立了中医药古籍保护和利用专家组和项目办公室，专家组负责项目指导、咨询、质量把关，项目办公室负责实施过程的统筹协调。专家组成员对古籍整理研究具有丰富的经验，有的专家从事古籍整理研究长达70余年，深知中医药古籍整理研究的重要性、艰巨性与复杂性，履行职责认真务实。专家组从书目确定、版本选择、点校、注释等各方面，为项目实施提供了强有力的专业指导。老一辈专家的学术水平和智慧，是项目成功的重要保证。项目承担单位山东中医药大学、南京中医药大学、上海中医药大学、福建中医药大学、浙江省中医药研究院、陕西省中医药研究院、河南省中医药研究院、辽宁中医药大学、成都中医药大学及所在省市中医药管理部门精心组织，充分发挥区域间互补协作的优势，并得到承担项目出版工作的中国中医药出版社大力配合，全面推进中医药古籍保护与利用网络体系的构建和人才队伍建设，使一批有志于中医学术传承与古籍整理工作的人才凝聚在一起，研究队伍日益壮大，研究水平不断提高。

本着"抢救、保护、发掘、利用"的理念，该项目重点选择近60年未曾出版的重要古医籍，综合考虑所选古籍的保护价值、学术价值和实用价值。400余种中医药古籍涵盖了医经、基础理论、诊法、伤寒金匮、温病、本草、方书、内科、外科、女科、儿科、伤科、眼科、咽喉口齿、针灸推拿、养生、医案医话医论、医史、临证综合等门类，跨越唐、宋、金元、明以迄清末。全部古籍均按照项目办公室组织完成的行业标准《中医古籍整理规范》及《中医药古籍整理细则》进行整理校注，绝大多数中医药古籍是第一次校注出版，一批孤本、稿本、抄本更是首次整理面世。对一些重要学术问题的研究成果，则集中收录于各书的"校注说明"或"校注后记"中。

"既出书又出人"是本项目追求的目标。近年来，中医药古籍整理工作形势严峻，老一辈逐渐退出，新一代普遍存在整理研究古籍的经验不足、专业思想不坚定等问题，使中医古籍整理面临人才流失严重、青黄不接的局面。通过本项目实施，搭建平台，完善机制，培养队伍，提升能力，经过近5年的建设，锻炼了一批优秀人才，老中青三代齐聚一堂，有效地稳定了研究队伍，为中医药古籍整理工作的开展和中医文化与学术的传承提供必备的知识和人才储备。

本项目的实施与《中国古医籍整理丛书》的出版，对于加强中医药古籍文献研究队伍建设、建立古籍研究平台，提高古籍整理水平均具有积极的推动作用，对弘扬我国优秀传统文化，推进中医药继承创新，进一步发挥中医药服务民众的养生保健与防病治病作用将产生深远影响。

第九届、第十届全国人大常委会副委员长许嘉璐先生，国家卫生计生委副主任、国家中医药管理局局长、中华中医药学会会长王国强先生，我国著名医史文献专家、中国中医科学院马继兴先生在百忙之中为丛书作序，我们深表敬意和感谢。

由于参与校注整理工作的人员较多，水平不一，诸多方面尚未臻完善，希望专家、读者不吝赐教。

国家中医药管理局中医药古籍保护与利用能力建设项目办公室
二〇一四年十二月

许 序

　　"中医"之名立，迄今不逾百年，所以冠以"中"字者，以别于"洋"与"西"也。慎思之，明辨之，斯名之出，无奈耳，或亦时人不甘泯没而特标其犹在之举也。

　　前此，祖传医术（今世方称为"学"）绵延数千载，救民无数；华夏屡遭时疫，皆仰之以度困厄。中华民族之未如印第安遭染殖民者所携疾病而族灭者，中医之功也。

　　医兴则国兴，国强则医强。百年运衰，岂但国土肢解，五千年文明亦不得全，非遭泯灭，即蒙冤扭曲。西方医学以其捷便速效，始则为传教之利器，继则以"科学"之冕畅行于中华。中医虽为内外所夹击，斥之为蒙昧，为伪医，然四亿同胞衣食不保，得获西医之益者甚寡，中医犹为人民之所赖。虽然，中国医学日益陵替，乃不可免，势使之然也。呜呼！覆巢之下安有完卵？

　　嗣后，国家新生，中医旋即得以重振，与西医并举，探寻结合之路。今也，中华诸多文化，自民俗、礼仪、工艺、戏曲、历史、文学，以至伦理、信仰，皆渐复起，中国医学之兴乃属必然。

迄今中医犹为国家医疗系统之辅，城市尤甚。何哉？盖一则西医赖声、光、电技术而于20世纪发展极速，中医则难见其进。二则国人惊羡西医之"立竿见影"，遂以为其事事胜于中医。然西医已自觉将入绝境：其若干医法正负效应相若，甚或负远逾于正；研究医理者，渐知人乃一整体，心、身非如中世纪所认定为二对立物，且人体亦非宇宙之中心，仅为其一小单位，与宇宙万象万物息息相关。认识至此，其已向中国医学之理念"靠拢"矣，虽彼未必知中国医学何如也。唯其不知中国医理何如，纯由其实践而有所悟，益以证中国之认识人体不为伪，亦不为玄虚。然国人知此趋向者，几人？

国医欲再现宋明清高峰，成国中主流医学，则一须继承，一须创新。继承则必深研原典，激清汰浊，复吸纳西医及我藏、蒙、维、回、苗、彝诸民族医术之精华；创新之道，在于今之科技，既用其器，亦参照其道，反思己之医理，审问之，笃行之，深化之，普及之，于普及中认知人体及环境古今之异，以建成当代国医理论。欲达于斯境，或需百年欤？予恐西医既已醒悟，若加力吸收中医精粹，促中医西医深度结合，形成21世纪之新医学，届时"制高点"将在何方？国人于此转折之机，能不忧虑而奋力乎？

予所谓深研之原典，非指一二习见之书、千古权威之作；就医界整体言之，所传所承自应为医籍之全部。盖后世名医所著，乃其秉诸前人所述，总结终生行医用药经验所得，自当已成今世、后世之要籍。

盛世修典，信然。盖典籍得修，方可言传言承。虽前此50余载已启医籍整理、出版之役，惜旋即中辍。阅20载再兴整理、出版之潮，世所罕见之要籍千余部陆续问世，洋洋大观。

今复有"中医药古籍保护与利用能力建设"之工程，集九省市专家，历经五载，董理出版自唐迄清医籍，都400余种，凡中医之基础医理、伤寒、温病及各科诊治、医案医话、推拿本草，俱涵盖之。

噫！璐既知此，能不胜其悦乎？汇集刻印医籍，自古有之，然孰与今世之盛且精也！自今而后，中国医家及患者，得览斯典，当于前人益敬而畏之矣。中华民族之屡经灾难而益蕃，乃至未来之永续，端赖之也，自今以往岂可不后出转精乎？典籍既蜂出矣，余则有望于来者。

谨序。

第九届、十届全国人大常委会副委员长

许嘉璐

二〇一四年冬

王 序

中医学是中华民族在长期生产生活实践中，在与疾病作斗争中逐步形成并不断丰富发展的医学科学，是中国古代科学的瑰宝，为中华民族的繁衍昌盛作出了巨大贡献，对世界文明进步产生了积极影响。时至今日，中医学作为我国医学的特色和重要医药卫生资源，与西医学相互补充、相互促进、协调发展，共同担负着维护和促进人民健康的任务，已成为我国医药卫生事业的重要特征和显著优势。

中医药古籍在存世的中华古籍中占有相当重要的比重，不仅是中医学术传承数千年最为重要的知识载体，也是中医为中华民族繁衍昌盛发挥重要作用的历史见证。中医药典籍不仅承载着中医的学术经验，而且蕴含着中华民族优秀的思想文化，凝聚着中华民族的聪明智慧，是祖先留给我们的宝贵物质财富和精神财富。加强对中医药古籍的保护与利用，既是中医学发展的需要，也是传承中华文化的迫切要求，更是历史赋予我们的责任。

2010 年，国家中医药管理局启动了中医药古籍保护与利用能力建设项目。这既是传承中医药的重要工程，也是弘扬优秀民族文化的重要举措，不仅能够全面推进中医药的有效继承和创新发展，为维护人民健康作出贡献，也能够彰显中华民族的璀璨文化，为实现中华民族伟大复兴的中国梦作出贡献。

相信这项工作一定能造福当今，嘉惠后世，福泽绵长。

国家卫生和计划生育委员会副主任

国家中医药管理局局长

中华中医药学会会长

王国施

二〇一四年十二月

马 序

新中国成立以来，党和国家高度重视中医药事业发展，重视古籍的保护、整理和研究工作。自 1958 年始，国务院先后成立了三届古籍整理出版规划小组，分别由齐燕铭、李一氓、匡亚明担任组长，主持制定了《整理和出版古籍十年规划（1962—1972）》《古籍整理出版规划（1982—1990）》《中国古籍整理出版十年规划和"八五"计划（1991—2000）》等，而第三次规划中医药古籍整理即纳入其中。1982 年 9 月，卫生部下发《1982—1990 年中医古籍整理出版规划》，1983 年 1 月，中医古籍整理出版办公室正式成立，保证了中医古籍整理出版规划的实施。2002 年 2 月，《国家古籍整理出版"十五"（2001—2005）重点规划》经新闻出版署和全国古籍整理出版规划领导小组批准，颁布实施。其后，又陆续制定了国家古籍整理出版"十一五"和"十二五"重点规划。国家财政多次立项支持中国中医科学院开展针对性中医药古籍抢救保护工作，文化部在中国中医科学院图书馆专门设立全国唯一的行业古籍保护中心，国家先后投入中医药古籍保护专项经费超过 3000 万元，影印抢救濒危珍、善、孤本中医古籍 1640 余种，开展了海外中医古籍目录调研和孤本回归工作。2010 年，国家财政部、国家中医药管理局安排国家公共卫生专项资金，设立了"中医药古籍保护与利用能力建设项目"，这是继 1982 ～ 1986 年第一批、第二批重要中医药古籍整理之后的又一次大规模古籍整理工程，重点整理新中国成立后未曾出版的重要古籍，目标是形成并普及规范的通行本、传世本。

为保证项目的顺利实施，项目组特别成立了专家组，承担咨询和技术指导，以及古籍出版之前的审定工作。专家组中的许多成员虽逾古稀之年，但老骥伏枥，孜孜不倦，不仅对项目进行宏观指导和质量把关，更重要的是通过古籍整理，以老带新，言传身教，培养一批中医药古籍整理研究的后备人才，促进了中医药古籍保护和研究机构建设，全面提升了我国中医药古籍保护与利用能力。

作为项目组顾问之一，我深感中医药古籍保护、抢救与整理工作的重要性和紧迫性，也深知传承中医药古籍整理经验任重而道远。令人欣慰的是，在项目实施过程中，我看到了老中青三代的紧密衔接，看到了大家的坚持和努力，看到了年轻一代的成长。相信中医药古籍整理工作的将来会越来越好，中医药学的发展会越来越好。

欣喜之余，以是为序。

中国中医科学院研究员

马继兴

二〇一四年十二月

校注说明

《祈嗣真诠》一卷，明代学者袁黄著。袁黄，初名表，字坤仪，初号学海，后改了凡，浙江嘉善人，出生于医学世家。明隆庆四年（1570）庚午科举人，万历十四年（1586）丙戌科进士，曾任河北宝坻知县，颇有善政。万历二十年（1592）擢升兵部职方司主事，在朝廷发兵助朝鲜抗击倭寇时参赞军机，后因与主事者不合而遭诬陷弹劾，罢职家居，闭户著书，天启改元追叙东征功，得赠尚宝司少卿。其人自幼奉佛，笃信释道，是明代重要的思想家，也是我国迄今所知第一位具名的善书作者，因倡导劝善思想和"功过格"而在明万历以后名噪一时，其善书思想对后世有着深远影响。其代表作有《了凡四训》《祈嗣真诠》《训儿示说》《游艺塾续文规》《两行斋集》《皇都水利》《骚坛漫语》等，其学问以经史为主，并涉及医学、地理、历数等方面。

《祈嗣真诠》作于万历九年（1581）至十八年（1590）之间，是一部讨论如何祈求并孕育子嗣的专书，分改过、积善、聚精、养气、存神、和室、知时、成胎、治病和祈祷十篇进行阐述。该书是袁黄自身求子并最终得子的经验总结，其突出之处在于不从方药上立论，而将行善修德作为祈嗣之根本，传授聚精、养气、存神之法和祈祷之诀，并强调把握生育时机、维持夫妇和睦的重要性。袁氏一针见血地指出，能否生育、成男胎或女胎是由男女共同决定并以男子为主，将不育的责任全归于女性是舍本求末之举。

关于《祈嗣真诠》一书的版本情况，《中国中医古籍总目》

所载如下：明万历刻本、清乾隆四十四年己亥（1799）王氏慎斋刻本；1922 年文明书局石印本、宝颜堂秘笈本。据笔者调研，该书目前存世的民国前版本有以下几种：

1. 明万历己巳（1605）建阳余氏刻了凡杂著本（简称"余氏本"），国家图书馆、南京图书馆藏。

2. 明泰昌元年（1620）秀水沈氏亦政堂镌陈眉公普秘笈本（简称"普秘笈本"），国家图书馆、中国科学院国家科学图书馆藏。

3. 明刻眉公秘笈本（简称"眉公本"），国家图书馆藏。

4. 明崇祯十六年癸未（1643）容安园刻《广生编》本（简称"广生本"），日本国立公文书馆内阁文库藏，普林斯顿大学火石藏书楼（Firestone Library）藏该本 35mm 缩微胶片。

5. 清康熙十一年（1672）重修尚白斋镌陈眉公订正秘笈本（简称"尚白斋本"），国家图书馆藏。

6. 清抄本，国家图书馆藏。

7. 清乾隆四十四年己亥（1799）王氏慎斋重刊本（简称"慎斋本"），首都图书馆藏。

8. 清光绪丙申昆明于锡金重刊本（1896）（简称"光绪本"），深圳陈氏私藏。

以上八个版本中，除清抄本外，其他皆为刻本。其中，眉公本具体刊刻时间无法确定，且其与普秘笈本除序言外，其他皆同；而广生本因仅存海外，笔者未能及，故其与眉公本皆不作为底本及校本。余氏本是现存的最早刻本，普秘笈本则是经屠中孚校勘后的刻本，二者皆为善本。据笔者统计，二者相异者 14 处，其中，余氏本讹误 12 处，普秘笈本讹误 2 处。故此次校注以普秘笈本为底本，余氏本作为校本。清代的四个版本中，慎斋本虽删去《祈祷》篇绝大部分内容，然其经王珠、钱大治等人校勘补充，内容精详；而光绪本所依底本为万历壬辰（1592）周治隆刻本，颇有参考价值，故将二者同列为校本。此外，因清抄本删节颇多，尚白斋本又是据普秘笈本重修而成，故皆不作为校本。

关于本次校注整理的几点说明：

1. 本次校注整理，以普秘笈本为底本，以余氏本、慎斋本、光绪本为校本，他校则以本书所引著作之通行本为校本。

2. 全书统一使用简化字横排，按内容分段，并采用现代标点方法，对原书进行重新句读。

3. 文中校注置于同页下文，其序号统一采用①、②、③等阿拉伯数字，每页重新编号；校记与注释统一编排。

4. 凡底本中因刻写致误的明显错别字，予以径改，不出校记。

5. 底本中的异体字、古今字、俗写字，统一以规范简体字律齐，不出校记。通假字则一律保留，并出校记说明。

6. 书中同一个字多次校改者，在首见处出校记并注明"下同"，余者不出校记。

7. 书中插图据底本原图复制编排复制。

8. 底本书名原题《陈眉公订正祈嗣真诠》，今改为《祈嗣真诠》。

9. 底本无目录，此次校注为方便读者查阅，据底本正文各篇篇名提取编排目录。

10. 底本无序言，其他各本皆录明万历庚寅袁黄门人韩初命所作之序，此次校注据余氏本补入。

引①

　　子嗣于生人，系至重矣！曷论王公韦布、贫贱富贵之殊？今嘉禾了凡袁先生，思广其生物之心，患天下之艰于嗣者，或惑于数命而不知求，即求而或懵于生生之本也，乃编十篇，首《改过》，终《祈祷》，令得日用而信行焉，名曰《祈嗣真诠》，业付梓人矣。然是编也，本建康之异人而明其感应之说云尔。先生登进士，名重于天下，天下士传诵举子业，如《心鹄》《备考》《疏意》等书，令都市纸增价。又作《经世略》三百卷、《通史》一千卷，皆未梓，世莫睹焉。先生衍贯古今，究极玄奥，即诸家杂流，靡不精诣。然而爱物之心，寔②其天性，故举子业则心术、阴骘③其所重，而祈嗣必本之改过、积善，大旨可睹矣。天地之大德曰生。爱者，生之本。恣情长恶，残忍其心而刻薄其行，则此身于天地生理亏灭殆尽，安望其生育而繁昌？其祈嗣者往往不少概见矣。故先生出其行之有验者而发明之，其于是编也，颇信理而遗数命，令世之有志者力行之不息，当知无嗣者可赖④之以获螽斯⑤之庆，有嗣者亦赖之以衍麟趾⑥之祥。斯先生之愿哉！而生人之道毕矣！

万历庚寅夏门人东莱韩初命谨撰

---

　　① 引：此序原无，据余氏本补。

　　② 寔：慎斋本作"实"。寔：通"实"。

　　③ 阴骘（zhì 至）：阴德。

　　④ 赖：原作"愤"，据慎斋本、光绪本改。

　　⑤ 螽斯：虫名。《诗经·周南·螽斯》以螽斯之多而成群，喻子孙之众，后遂用为祝人多子多孙之词。

　　⑥ 麟趾：麒麟之足。《诗经·周南·麟之趾》以麟趾颂扬宗室子弟，后以此喻子孙昌盛。

目 录

予气清而禀弱，苦乏嗣，夙讲于星占术数之学，知命艰于育，且安之矣。后游建康之栖霞，遇异人，授以祈嗣之诀，谓天不能限，数不能拘，阴阳不能阻，风水不能围。信而行之，果生子。予虑天下之乏嗣者众，而不获闻是诀也，因衍为十篇，以风①告之，俾嗣续有赖，生齿日繁，而家家获螽斯之庆，吾愿慰矣。嗟嗟，岂独生子一节乎哉？命可永也，穷可达也，功名可建也。触而通之，是在智者。

改过第一

春秋诸大夫见人言动，忆而谈其祸福，靡不验者，《左》《国》②诸纪可睹也。大都吉凶之兆，萌乎心而动乎四体。其过于厚者常获福，过于薄者常近祸。俗眼多膜，容③谓有未定而不可测者。至诚合天，福之将至，观其善而必先知之矣。祸之将至，观其不善而必先知之矣。春秋时去圣人未远，其言多中，宜也。就生子一节言之，忍者

---

① 风：通"讽"，微言劝告。
② 《左》《国》：指《春秋左氏传》《国语》。
③ 容：副词，或许。

多不育，好戕物命者多不育，洁己而清甚者多不育，舞机^①御物者育而不肖。或遇祸机深者必绝嗣，多怒多欲者必难受妊，或妊而半产，或产而多夭。凡发愿祈嗣，宜深省己躬，力改前辙。爱者，生之本，忍则自绝其本矣。君子宁过于爱，毋过于忍。人物不同，其生一也。多杀物命，生理有亏，祈嗣须戒杀生。同功不难，同过为难。君子宁身受恶名，不可使人有逸行。好洁己者常不顾人，此天下之大恶，鬼神所不佑也。地之秽者多生物，水之清者常无鱼，宜细思之。机有浅深，亦有美恶，借之以济世，则为仁术，因之以陷人，则为恶机，然而不可常用也。媾精者以气为主，怒多则伤气，欲多则耗精，皆当深戒。此类更多，不能殚述，宜据此推广，一一改之。

改过者，第一要发耻心。思古之圣贤，与我同为丈夫，彼何以百世可师，我何以一身瓦裂^②？耽染情尘，私行不义，谓人不知，傲然无愧，将日沦于禽兽而不自知矣。世之可羞可愧者，莫大乎此。孟子曰：耻之于人，大矣。以其得之则圣贤，失之则禽兽耳。此改过之要机也。第二要发畏心。天地在上，鬼神难欺。吾虽过在隐微，而天地鬼神实鉴临之。重则降之百殃，轻则损其现福，吾何可以不惧？不惟是也，闲居之地，指示昭然。吾虽掩之甚密，文之甚巧，而肺肝毕露，终难自欺。被人觑破，不值

---

① 舞机：玩弄机心。
② 瓦裂：像瓦片一般碎裂，喻破败或崩溃。

一文矣，乌得不懔懔^①？不惟是也，一息尚存，弥天之恶，犹可悔改。古人有一生作恶而临死悔悟，发一善念，遂得善终者，谓一念猛利^②，足以涤百年之恶也。譬如千年幽谷，一灯才照，则千年之暗俱除。故过不论久近，惟以改为贵。但尘世无常，肉身易殒，一息不属，欲改无由矣。明则千百年负此恶名，虽有孝子慈孙不能涤；幽则沉沦狱报，不胜其苦，乌得不畏？第三发一勇心。人不改过，多是因循退缩，吾须奋然振作。从前种种，譬如昨日死；从后种种，譬如今日生。如毒蛇啮指，速与斩除，无丝毫疑滞，此风雷之所以为益^③也。具是三心，则有过斯改，如春冰遇日，何患不消乎？

人之过，有从事上改者，有从理上改者，有从心上改者。工夫不同，效验亦异。如前日杀生，今戒不杀；前日怒詈，今戒不怒。此就其事改之者也。强制于外，其难百倍。且病根终在，东灭西生，非究竟廓然^④之道也。善改过者，未禁其事，先明其理。如过在杀生，即思曰：上帝好生，物皆恋命，杀彼养己，岂能自安？且彼之杀也，既受屠割，复入鼎镬^⑤，种种痛苦，彻入骨髓。己之养也，珍

---

① 懔懔（lǐnlǐn 凛凛）：戒惧貌。懔，通"懍"。

② 利：光绪本作"醒"，义胜，当从。

③ 风雷之所以为益：语本《周易·益卦》象辞："风雷益。君子以见善则迁，有过则改。"

④ 廓然：阻滞尽除貌。

⑤ 鼎镬：两种古代烹饪器具。

膏罗列，食过即空，蔬食菜羹，尽可充腹，何必戕彼之生，损己之福哉？又思血气之属，皆含灵知。既有灵知，皆我一体。纵不能躬修至德，声名洋溢，以使之尊我亲我，岂可日戕物命，以使之仇我憾我于无穷也？一思及此，将有对食伤心，不能下咽者矣。如前日好怒，必思曰：人有不及，情所宜矜，悖理相干，于我何与？本无可怒者。又思：天下无自是之豪杰，亦无尤人①之学问。行有不得，皆己之德未修，感未至也。吾悉以自反，则谤毁之来，皆磨炼玉成之地，我将欢然受赐，何怒之有？又闻谤而不怒，虽谗焰熏天，如举火焚空，终将自息；闻谤而怒，虽巧心力辨，如春蚕作茧，自取缠绵。怒不惟无益，且有害也。其余种种过恶，皆当据理思之。此理既明，过将自止。何谓从心而改？过有千端，惟心所造。吾心不动，过安从生？学者于好色、好名、好货、好怒种种诸过，不必逐类寻求，但当一心为善，正念时时现前，邪念自然污染不上，如太阳当空，魑魅潜消，此精一之真传也。过由心造，亦由心改，如斩毒树，直断其根，奚必枝枝而伐，叶叶而摘哉？大抵最上者治心，当下清净，才动即觉，觉之即无。苟未能然，须明理以遣之。又未能然，须随事以禁之。以上士而兼行下功，未为失策，执下而昧上，则拙矣。

---

① 尤人：超过别人。尤，优异。

发愿改过，明须良朋提醒，幽须神鬼证明。一心忏悔，昼夜不懈，经一七二七以至一月二月三月，必有效验。或觉心神恬旷，或觉智慧顿开，或处冗沓而触念皆通，或遇冤仇而回瞋作喜，或梦吐黑物，或梦往圣先贤提携接引，或梦飞步太虚，或梦幢幡宝盖。种种胜事，皆过消罪灭之象也。然不得执此自高，画而不进。理无穷尽，改过岂有尽时？昔蘧伯玉当二十岁时，已觉前日之非而尽改之矣。至二十一岁，乃知前之所改未尽也。及二十二岁，则回视二十一岁，犹在梦中。岁复一岁，递递改之，行年五十而犹知四十九年之非。古人改过之学如此，吾辈身为凡流，过恶猬积①，而回思往事，常若不见其有过者，心粗而眼翳②也。然人之过恶深重者，亦有效验。或心神昏塞，转头即忘，或无事而常烦恼，或见君子而赧然消阻，或闻正论而不乐，或施惠而人反怨，或夜梦颠倒，甚则妄有失志，皆作业③之相也。苟一类此，即须奋发，舍旧图新，幸勿自误。

改过第一

---

① 猬积：多而集中貌。
② 翳（yì义）：遮蔽。
③ 作业：佛教语，作孽。

积善第二

昔颜氏将以女妻叔梁纥，而历叙其祖宗积德之长，逆①知其子孙必有兴者，岂漫说哉？孔子称舜之大孝，而曰：宗庙享之，子孙保之。论至精矣。愚常谓善足以披乎百世，则必有百世之子孙；善足以披乎十世，则必有十世之子孙；善足以披乎三世四世，则必有三世四世之子孙。其身殁而斩焉，无嗣者德薄而宗庙不享，子孙不保也。试以近事征之。

镇江靳翁，逾五十无子，训蒙②于金坛。其夫人鬻钗梳，买邻女为侍妾。翁以冬至归家，夫人置酒于房，以邻女侍，告翁曰："吾老不能生育，此女颇良，买为妾，或可延靳门之嗣。"翁颊赤俯首。夫人谓己在而翁赧也，遂出而反扃其户。翁继起，户已闭，遂逾窗而出，告夫人曰："汝用意良厚，不特我感汝，我祖考亦感汝矣。但此女幼时，吾常提抱之，恒愿其嫁而得所。吾老又多病，不可以辱。"遂谒邻而还其女。逾年，夫人自受妊，生子贵。十七岁发解③，明年登第，为贤宰相。

---

① 逆：预料，猜度。
② 训蒙：教育儿童。
③ 发解：此指乡试中举。

江右舒翁，假馆①于湖广二年，偕诸乡里同舟而归。途中泊舟，登岸散步，闻一妇人哭甚哀。就问其故。曰："吾夫负官银，将鬻吾以偿。吾去则幼儿失哺，必死，是以不胜悲耳。"翁询所负几何。曰："十三两有奇。"翁曰："舟中同载者，皆江西塾师也。每人一两，则足完君之事矣。"返而告诸同行，皆不应。翁遂捐两年束修，尽与之。未至家三舍，粮竭，众复拉银买米。翁囊罄无所出，众争非之。亦有怜而招之食者，翁不敢饱。及抵家，语妇云："吾忍饥二日矣，速炊饭。"妇云："顾安所得米乎？"翁云："邻家借之。"妇云："借已频，专候汝归偿之。偿其旧，可借新也。"翁告以捐金之故。妇云："如此，则吾有寻常家饭，可觅同饱也。"遂携篮往山中采苦菜，和根煮烂，同食一饱。既就枕，翁已寝，妇展转不能寐，忽闻窗外人呼云："今宵食苦菜，明岁产状元。"遂促翁觉而告之。翁曰："此神明告我也。"即同起披衣，向天拜谢。明年生子芬，果状元也。

吾乡屠康僖公为比部郎②，建恤刑③之议。命既下，梦神告之云："汝命无子，恤刑之议，阴德甚重。上帝赐汝三

---

① 假馆：借用馆舍，引申为旅居他乡。

② 比部郎：中国古代一种职掌司法事务的官职，魏晋南北朝始设，为尚书省比部曹长官，明清时为刑部司官之通称。

③ 恤刑：相对酷罚而言，谓用刑慎重不滥，有悯恤之心。语出《尚书·舜典》："钦哉钦哉！惟刑之恤哉！"后世一般指对老幼废疾者的减刑和对狱囚的悯恤。

子，皆衣紫腰金。"是夕即怀妊，生应埙，次应坤，三应埈，皆通显。子孙科第，至今未绝。

邯郸张翁，家甚贫，未有子。置一空坛，积钱十年而坛满。有邻人生三子，犯徒^①，拟卖其妻。翁惧妻去而子不能全活也，遂谋诸夫人，举所积钱代完赎。银不足，夫人复拔一钗辏^②之。是夕，梦上帝抱一佳儿送之，遂生弘轩先生。今子孙且相继登科第矣。一念之善，遂成世家，祈嗣者宜深省也。

善有真有假，有端^③有曲，有阴有阳，有是有非，有偏有正，有半有满，有大有小，有难有易，皆当深辨。为善而不穷理，则自谓行持^④，岂知造业^⑤？枉费苦心，招殃愈烈，可惧也。

何谓真假？昔有儒生数辈，谒中峰和尚，问云："佛氏论善恶报应，如影随形。今某人善而子孙不兴，某人恶而家门隆盛，佛说无稽矣。"中峰云："凡情未涤，正眼未开，忍善为恶，指恶为善，往往有之。不憾己之是非颠倒，而反怨天之报应有差乎？"众云："善恶何至相反？"中峰令试言其状。一生谓："詈人殴人是恶，敬人礼人是善。"中峰云："未必然也。"一生谓："贪财妄取是恶，廉洁有守是

---

① 犯徒：犯罪当徒。徒：徒刑，拘禁使服劳役。
② 辏：犹"凑"。
③ 端：正也，与"曲"相对。
④ 行持：佛教用语，谓精勤修行，持守佛法戒律。
⑤ 造业：佛教用语，做坏事。

善。"中峰云："未必然也。"众人历言其状，中峰皆不谓然。因请问。中峰告之曰："有益于人是善，有益于己是恶。有益于人，则殴人詈人皆善也；有益于己，则礼人敬人皆恶也。"是故人之行善，利人者公，公则为真；利己者私，私则为假。又根心者真，袭迹者假。又无为而为者真，有为而为者假。皆当自考。

何谓端曲？今人见谨愿①之士，类称为善而取之，其次则取有守廉洁者，至于言高而行不逮者，则以为恶而弃之，人情大抵然也。然自圣人观之，则狂者行不掩言，最所深取。其次则狷者，有所不为。至于谨愿之士，虽一乡皆称之，而必以为德之贼②矣。是世人之善恶，分明与圣人相反。一私缠胸，黑白倒置。推此一端，则种种取舍，无有不谬。天地鬼神之福善祸淫，皆与圣人同是非，而不与世俗同取舍。凡欲积善，决不可徇世人之耳目，惟从心源隐微处默默洗涤，默默检点。纯是济世之心则为端，苟有一毫媚世之心即为曲；纯是爱人之心则为端，有一毫愤世之心则为曲；纯是敬人之心则为端，有一毫玩世之心则为曲。皆当细辨。

何谓阴阳？凡为善而人知之则为阳善，为善而人不知则为阴德。阴德天报之，阳善享世名。名，亦福也。名

---

① 谨愿：此指表面诚实忠厚，实则媚俗趋时的伪善者，即如《论语·阳货》中之"乡原（愿）"。

② 德之贼：语出《论语·阳货》："乡原，德之贼也。"指败坏道德之人。

者，造物所忌。世之享盛名而实不副者，多有奇祸；人之无他肠①而横披恶名者，子孙往往骤发。阴阳之际，微矣哉。

何谓是非？鲁国之法，鲁人有赎人臣妾于诸侯者，皆受金于府。子贡赎人而不受金。孔子闻而恶之曰："赐失之矣。夫圣人之举事，可以移风易俗，而教导可施于百姓，非独适己之行也。今鲁国富者寡而贫者众，受金则为不廉，何以相赎乎？自今已②后，不复赎人于诸侯矣。"子路拯人于溺，其人拜之以牛，子路受之，孔子喜曰："今鲁国多拯人于溺矣。"自俗眼观之，子贡之不受金为优，子路之受牛为劣，孔子则取由而黜③赐焉。乃知人之为善，不论现行而论流弊，不论一时而论永久，不论一身而论天下。现行虽善，而其流足以害人，则似善而实非也。现行虽不善，而其流足以济人，则非善而实是也。然此就一节言之耳。他如非义之义，非礼之礼，非信之信，非慈之慈，皆当决择。

何谓偏正？昔吕文懿公初辞相位，归故里，海内仰之如泰山北斗。有一乡人醉而詈之，吕公不动，语其仆曰："醉者勿与较也。"闭门谢之。逾年，其人犯死刑入狱。吕始悔之曰："使当时稍与计较，送公家责治，可以小惩而

---

① 他肠：指异心，恶意。

② 已：慎斋本作"以"。已，通"以"。

③ 黜（chù 触）：贬斥。

大戒。吾当时只欲存心于厚，不谓养成其恶，陷人于有过之地。"此以善心而行恶事者也。又有以恶心而行善事者。如某家大富，值岁荒，民穷，白昼攫粟于市。告之县，县不理，穷民愈肆。遂私执而困辱之，众始定。不然，几乱矣。然此公之心，本卫家财，非以行善也。而一方之民获安，其惠溥①矣。故善者为正，恶者为偏，人皆知之矣。其以善心而行恶事者，此正中偏也；以恶心而行善事者，此偏中正也。不可不知也。

何谓半满？《易》曰：善不积，不足以成名；恶不积，不足以灭身。《书》曰：商罪贯盈。譬如贮物于器，勤而积之则满，懈而不积则不满。此一说也。昔有某氏女入寺，欲施而无财，止有钱二文，捐而与之，主席者亲为忏悔。及后入宫富贵，携数千金复入寺施之，主僧惟令其徒回向②而已。因问曰："吾前施二文钱，汝亲为忏悔。今施数千金而汝不回向，何也？"曰："前者物虽薄，而施心甚真，非老僧亲忏不足以报德。今物虽厚，而施心不若前日之切，令人代忏足矣。"此千金为半，而二文为满也。钟离授丹于吕岩，点铁为金，可以济世。岩问曰："终变否？"曰："五百年后当复本质。"岩曰："如此，则害五百年后人矣，吾不愿为也。"曰："修仙要积三千功行，汝此一言，三千功行俱满矣。"此又一说也。又为善而心不著

① 溥（pǔ 普）：广大。
② 回向：指佛教徒以己所修之善根功德，回转归向与众生同享。

善，则随所成就，皆得圆满；心著于善，则终身勤励，止于半善而已。譬如以财济人，内不见己，外不见人，中不见所施之物，是谓三轮体空，是谓一心清净，则斗粟可以种无涯之德，一文可以消千劫之罪。倘此心未忘，虽施黄金万镒，福不满也。此又一说也。

何谓大小？明明德于天下为大，明明德于一身为小。昔卫仲达为馆职，被摄至冥司^①，吏呈善恶二录。比至，则恶录盈庭，善录仅如箸而已。索秤称之，则盈庭者反轻，而如箸者反重。仲达因问小轴中所书何事，曰："朝廷尝大兴工役，修三山石桥，君上疏谏之，此疏稿也。"仲达曰："某虽言之，朝廷不从，于事何益，而能有如是之力？"官曰："朝廷虽不从，君之一念，已在万民。向使听从，善力更大矣。"故志在天下国家，则善虽少而大；苟在一身，虽多亦小。

何谓难易？先儒谓克己须从难处克将去。夫子告樊迟为仁，亦曰先难。如前所纪，舒翁舍二年之束修，与张翁舍十年所积之钱，皆所谓难舍处能舍也。如靳翁不以邻女为妾，此所谓难忍处能忍也，故天之降福亦厚。凡有财有势者，其作福皆易。易而不为，是为自暴。贫贱作福皆难，难而能为，斯可贵耳。

随缘济众，其类至繁，约言其纲，大略有十。窃谓种

---

① 冥司：阴间。

德之事，第一与人为善，第二爱敬存心，第三成人之美，第四教人为善，第五救人危急，第六兴建大利，第七舍财作福，第八护持正法，第九敬重尊长，第十爱惜物命。

何谓与人为善？昔舜在河滨，见渔者皆争取深潭厚泽，而老弱则渔于急流浅滩之中，恻然哀之。往而渔焉，见争者皆匿其过而不谈，见有让者则揄扬而取法之。期年，皆以深潭厚泽相让矣。其耕稼与陶皆然。夫以舜之濬明①，岂不能出一言教众人哉？乃不以言教，而以身转之，此良工苦心也。吾辈处末世，勿以己之长而盖人，勿以己之善而形人，勿以己之多能而困人。收敛才智，若无若虚。见人过失，且涵容而掩覆之。一则令其可改，二则令其有所顾忌而不敢纵。见人有微长可取，小善可录，翻然舍己而从之，且为艳称而广述之。凡日用间，发一言行一事，全不为自身起念，全是为物立则，此大人天下为公之度也。

何谓爱敬存心？君子与小人，就形迹上观，节义、廉洁、文章、政事之类，君子能之，小人亦或能之，常易相混。惟一点存心处，则善恶悬绝，判然如黑白之相反。故孟子曰：君子所以异于人者，以其存心也。君子所存之心，曰仁曰礼。仁礼又是何物？仁者爱人，有礼者敬人。谓常存爱人敬人之心耳。人有亲疏，有贵贱，有智愚贤不

---

① 濬明：治理清明。

肖，万品不齐，皆吾同胞，皆吾一体，孰非当爱当敬者？盖爱敬众人，即是爱敬圣贤。徇物无违，而能通众人之志，即是能通圣贤之志。何者圣贤之志？本欲斯世斯人各得其所，吾合爱合敬而安一世之人，是即为圣贤而安之也。况古之圣贤因人物而起慈悲，因慈悲而成正觉。《大学》云：明明德于天下。舍天下则吾亦无明明德处矣。

何谓成人之美？玉之在石，抵掷则瓦砾，追琢则圭璋①。故凡见人行一善事，或其人志可取而资可进，皆须诱掖而成就之。或为之奖借②，或为之维持，或为之白其诬而分其谤，务使之成立而后已。大抵人各恶非其类，乡人之善者少，不善者多，故见一善事，争非而共毁之。善人在俗，亦难自立。且豪杰铮铮，不甚修形迹，多易指摘。故善事常易败，而善人常得谤，常不能自完。惟仁人长者能匡直而辅翼之，在一乡可以回一乡之元气，在一国可以培一国之命脉，其功德最大。

何谓劝人为善？生为人类，孰无良心？世路役役③，最易没溺④。凡与人相处，当方便提撕⑤，开其迷惑。譬犹长夜大梦，而令之一觉；譬犹久陷烦恼，而披之清凉，为惠最普。韩愈云：一时劝人以口，百世劝人以书。较之与人为

---

① 圭璋：古代两种贵重的玉制礼器。
② 奖借：勉励，推许。
③ 役役：劳苦不息貌。
④ 没溺：沉迷。
⑤ 提撕：教导，提醒。

善，虽有形迹，然对症发药，时有奇效，不可废也。失言失人，当反吾智。

何谓拯人危急？患难颠沛，人所时有。偶一遇之，当如痌瘝^①之在躬，速为解救。或以一言伸其屈抑，或以多方济其颠连。崔子^②曰：惠不在大，赴人之急，可也。盖仁人之言哉！

何谓兴建大利？小而一乡之内，大而一邑之中，凡有利益，最宜兴建。或开渠导水，或筑堤防患，或修桥路以便行旅，或施茶饭以济饥渴。随缘劝导，协力兴修，勿避嫌疑，勿辞劳怨。

何谓舍财作福？释门万行，以布施为先。所谓布施者，只是舍之一字耳。达者内舍六根，外舍六尘。一切缘会，一切功德，无不舍者。苟未能然，先从财上布施。世人以衣食为命，故财为最重。吾从而舍之，内以破吾之悭^③，外以济人之急。始而勉强，终则泰然，最可以荡涤私情，祛除执吝。

何谓护持正法？法者，万世生灵之眼目也。不有正法，何以参赞天地，何以财成民物，何以脱尘解转，何以经世出世？故凡见圣贤庙貌^④，经书典籍，皆当敬重而修饰之。至于举扬正法，上报佛恩，尤宜勉励。

---

① 痌瘝（tōngguān 通关）：病痛，疾苦。
② 崔子：崔铣，明代学者，字子钟，著有《士翼》。
③ 悭（qiān 牵）：吝啬。
④ 庙貌：设于宗庙中所供奉的祖先像。

何谓敬重尊上①？家之父兄，国之君长，与凡年高德高位高识高者，皆当加意奉侍。在家而奉侍父母，使深爱婉容，柔声下气，习以成性，便是和气格天之本。出而事君，行一事，毋谓君不知而自恣也；刑一人，毋谓君不见而作威也。事君如天，古人格论，此等处最关阴德。试看忠孝之家，子孙未有不绵远而昌盛者，切须慎之。

何谓爱惜物命？凡人之所以为人者，惟此恻隐之心而已。求仁者求此，积德者积此。《周礼》：孟春之月，牺牲毋用牝。孟子谓君子远庖厨，所以全吾恻隐之心也。故前辈有四不食之戒，谓闻杀不食，见杀不食，自养者不食，专为我而杀者不食。夫见其生不忍见其死，闻其声不忍食其肉。闻杀见杀与自养而杀者，苟有仁心，必不忍食。学者未能断肉，且当从此戒之，渐渐增进，慈心愈长，防范愈周。不特杀生当戒，蠢动②含灵，皆为物命。求丝煮茧，锄地杀虫，念衣食之由来，皆杀彼以自活。至于手所误伤，足所误践者，不知其几，皆当委曲防之。古诗云：爱鼠常留饭，怜蛾不点灯。何其仁厚也！

善行无穷，不能殚述。由此十事而推广之，则万德可备矣。前辈有十大方便之说，与此不同，更宜参考而行之。

---

① 尊上：尊长。
② 蠢动：本指虫类从冬眠中苏醒，后借指一切有生命之物。

聚精第三

　　《经》云：肾为藏精之府。又云：五脏各有藏精，并无停泊于其所。盖人未交感，精涵于血中，未有形状。交感之后，欲火动极，而周身流行之血至命门而变为精以泄焉。故以人所泄之精贮于器，拌少盐酒，露一宿，则复为血矣。左为肾，属水；右为命门，属火。一水一火，一龟一蛇①，互相橐籥②。膀胱为左肾之腑，三焦有脂膜如掌大，正与膀胱相对。有二白脉，自中而出，夹脊而上贯于脑。上焦在膻中，内应心；中焦在中脘，内应脾；下焦在脐下，即肾间动气。人身之血，散于三焦，昼夜流行，各有常度。百骸之内，一毛之尖，无弗贯彻。及欲事既作，命门火动，翕撮三焦一身之血，至命门化为精而输将以去。人之血盛，则周身流溢，生子毕肖其父；血微则形骸有不贯之处，生子不能相肖；血枯则不能育矣。

　　元精在体，犹木之有脂。神倚之如鱼得水，气倚之如雾覆渊。方为婴孩也，未知牝牡之合而朘③作，精之至也。纯纯全全，合于大方；溟溟清清，合于无沦。十六而

---

　　① 一龟一蛇：龟蛇即玄武，是一种由龟和蛇组成的灵物。此处喻左右两肾如玄武龟蛇一般，相辅相成。

　　② 橐籥（tuóyuè 驼越）：古代冶炼用以鼓风吹火的装备，犹今之风箱。喻为动力，源泉。橐，外面的箱子；籥，里面的送风管。

　　③ 朘（zuī 蟝）：男孩的生殖器。

真精满，五脏充实，始能生子。然自此精既泄之后，则真体已亏，元形已凿，惟藉饮食滋生精血。不知持满，不能保啬，所生有限，所耗无穷。未至中年，五衰尽见，百脉俱枯，虽施泄而不能成胎，虽结胎而不能寿考矣。是以祈嗣者务实其精，远则经年独宿，近则数月一行，庶几乎其可也。

聚精之道，一曰寡欲，二曰节劳，三曰息怒，四曰戒酒，五曰慎味。今之谈养身者，多言采阴补阳，久战不泄，此为大谬。肾为精之府，凡男女交接，必扰其肾。肾动则精血随之而流，外虽不泄，精已离宫。未①能坚忍者，亦必有真精数点，随阳之痿而溢出，此其验也。如火之有烟焰，岂有复反于薪者哉？是故贵寡欲。精成于血，不独房室之交损吾之精，凡日用损血之事，皆当深戒。如目劳于视，则血以视耗；耳劳于听，则血以听耗；心劳于思，则血以思耗。吾随事而节之，则血得其养，而与日俱积矣，是故贵节劳。主闭藏者，肾也；司疏泄者，肝也。二脏皆有相火，而其系上属于心。心，君火也。怒则伤肝而相火动，动则疏泄者用事，而闭藏不得其职，虽不交合，亦暗流而潜耗矣。是故当息怒。人身之血，各归其舍则常凝。酒能动血，人饮酒则面赤，手足俱红，是扰其血而奔驰之也。血气既衰之人，数月无房事，精始厚而可用。然

---

① 未：光绪本作"纵"，义胜，当从。

使一夜大醉，精随薄矣。是故宜戒酒。《内经》云：精不足者，补之以味。然醲^①郁之味不能生精，惟恬澹之味乃能补精耳。盖万物皆有真味，调和胜而真味衰矣。不论腥素，淡煮之得法，自有一段冲和恬澹之气益人肠胃。《洪范》论味而曰：稼穑作甘。世间之物，惟五谷得味之正，但能淡食谷味，最能养精。又凡煮粥饭而中有厚汁滚作一团者，此米之精液所聚也，食之最能生精，试之有效。

炼精有诀，全在肾家下手。内肾一窍名玄关，外肾一窍名牝户。真精未泄，乾体未破，则外肾阳气至子时而兴，人身之气与天地之气两相吻合。精泄体破，而吾身阳生之候渐晚。有丑而生者，次则寅而生者，又次则卯而生者，有终不生者，始与天地不相应矣。炼之之诀，须半夜子时即披衣起坐，两手搓极热，以一手将外肾兜住，以一手掩脐而凝神于内肾。久久习之，而精旺矣。

---

① 醲：原作"醴"，形近而误，据慎斋本改。

养气第四

徒精不能育也，必有一段元气亭毒①于精物之先而后成胎。人不得是气不生，物不得是气不育，道家所谓"先天祖气"是也。又有后天之气，乃呼吸往来，运行充满于身者。此气不厚，则精不浓；此气不充，则精不射；此气不聚，则精不暖，皆不能成胎。后天之气与先天之气，同出而异名。先天细细缊缊，生于无形，而后天则有形而可见。先天恍恍惚惚，藏于无象，而后天则有象而可求。其实一物而已。故养气之学不可不讲，孟子"蹶趋动心②"之说，所宜细玩。养气者，行欲徐而稳，立欲定而恭，坐欲端而直，声欲低而和，种种施为，须端详闲泰。当于动中习存，应中习定，使此身常在太和元气中行之久久，自有圣贤前辈气象。

举扇便有风，为满天地间皆是气也。孟子曰：塞乎天地之间。诚然！诚然！故人在气中，如鱼在水中。气以养人之形而人不知，水以养鱼之形而鱼不觉。养气者须从调息起手，禅家谓息有四种：凡鼻息往来有声者，此风

---

① 亭毒：养育，化育。语出《老子》："长之育之，亭之毒之，养之覆之。"

② 蹶趋动心：语出《孟子·公孙丑上》，"今夫蹶者趋者，是气也，而反动其心。"意为跌倒和奔跑因气之专注而致，却又影响思想，造成心的浮动。蹶，跌倒；趋，奔跑。

也，非息也，守风则散；虽无声而鼻中涩滞，此喘也，非息也，守喘则结；不声不滞而往来有迹者，此气也，非息也，守气则劳；所谓息者，乃不出不入之义。朱子①《调息铭②》云：静极而嘘，如春沼鱼；动极而吸，如百虫蛰。春鱼得气而动，其动极微。寒虫含气而蛰，其蛰无朕③。调息者须似之，绵绵密密，幽幽微微，呼则百骸万窍气随以出，吸则百骸万窍气随以入。调之不废，真气从生。药物之老嫩浮沉，火候之文武进退，皆于真气中求之。呜呼，尽矣！

人身之气，各有部分。身中有行气、横起气、诸节气、百脉气、筋气、力气、骨间气、腰气、脊气、上气、下气，如此诸气，位各有定，不可相乱。乱则贼，大则颠狂废绝，小则虚实相陵④，虚则痒，实则痛。疾病之生，皆由于此。昔韩飞霞遇异人于黄鹤楼，授以一药，通治万病，投之立效，以香附子为君，佐以黄连而已。盖人气失其平则为疾，故用香附理气，其时火运，故以黄连佐之。此非深达造化者哉？养身者，毋令身中之气有所违诤。如行久欲坐，此从动入止也。将就坐时，先徐行数步，稍申其气，渐放身体，止气稍来，动气渐去，从此而坐，则粗不忤细矣。如坐久欲行，此从止出动也。必稍动其身，或

① 朱子：朱熹。
② 铭：诸本同。《晦庵先生朱文公文集》卷八十五作"箴"。
③ 朕：征兆，行迹。
④ 陵：侵犯，侵扰。

申手足如按摩状，然后徐行。不然，细气在身，与粗气相忤矣。其余种种，依此推之。

习闭气而吞之，名曰胎息；嗽舌下泉咽之，名曰胎食。春食朝霞者，日始出赤气也。秋食瀹汉^①者，日没后赤黄气也。冬食流瀣^②者，北方夜半气也。夏食三阳者，南方日中气也。勤而行之，可以辟谷^③。余试之，良验。

人在胎中，不以口鼻呼吸，惟脐带系于母之任脉。任脉通于肺，肺通于鼻，故母呼亦呼，母吸亦吸，其气皆于脐上往来。天台^④谓识神^⑤托生之始，与精血合，根在于脐，是以人生时，惟脐相连。初学调息，须想其气出从脐出，入从脐灭，调得极细，然后不用口鼻，但以脐呼吸，如在胞胎中，故曰胎息。初闭气一口，以脐呼吸，数之至八十一或一百二十，乃以口吐气出之。当令极细，以鸿毛著于口鼻之上，吐气而鸿毛不动为度。渐习渐增，数之久可至千，则老者更少，日还一日矣。葛仙翁每盛暑辄入深渊之底，一日许乃出，以其能闭气胎息耳。但知闭气，不知胎息，无益也。

人之气，吹之则凉，呵之则温，温凉变于吹呵之间。是故夏可使冷也，冬可使热也。行气者可以入瘟疫，可以

---

① 瀹（yuè 悦）汉：日落后天地间的赤黄之气。
② 流瀣（xiè 泄）：夜间流动的水气。
③ 辟谷：道家养生修炼之方，不食五谷而食气。
④ 天台：即天台宗，汉传佛教十三宗之一。
⑤ 识神：即"神识"，佛教用语，指心和识。

禁蛇虎，可以居水中，可以行水上，可以嘘水使之逆流千里。气之变化无穷，若生子之术，特其细细者耳。但爱啬握固，闭气吞液，令气化为血，血化为精，足矣。

气欲柔不欲强，欲顺不欲逆，欲定不欲乱，欲聚不欲散。故道家最忌嗔，嗔心一发，则气强而不柔，逆而不顺，乱而不定，散而不聚矣。若强闭之，则令人发咳。故道者须如光风霁月，景星庆云，无一毫乖戾之气，而后可行功。又食生菜肥鲜之物，亦令人气强难闭；食非时动气之物，亦令人气逆。又多思气乱，多言气散，皆当深戒。

存神第五

聚精在于养气，养气在于存神。神之于气，犹母之于子也。故神凝则气聚，神散则气消。若宝惜精气而不知存神，是茹其华而忘其根矣。然神岂有形象可求哉？孟子曰：圣而不可知之谓神。乃不可致思，无所言说者也。如作文不可废思，而文之奇妙者，往往得于不思之境，神所启也。符录家每举笔，第一点要在念头未起之先，谓之混沌开基，神所运也。感人以有心者常浅，而无心所感者常深，神所中也。是故老人之心不灵，而赤子之心常灵。惺①时之谋不灵，而寐时之梦常灵，皆神所为也。《易》曰：天下何思何虑？此神之真境也。圣人不思不勉，此神之实事也。不到此际，总不能移易天命，识者慎之。

道宗观妙观窍，总是聚念之方，非存神之道。然攀缘既熟，念虑难忘，只得从此用功，渐入佳境。有存泥丸一窍者，谓神居最上，顶贯百脉，存之可以出有入无，神游八极，而失则使人善眩晕；有存眉间一窍者，谓无位真人，在面门出入，存之可以收摄圆光，失则使人火浮而面赤；有存上腭者，谓齿缝玄珠，三关齐透，存之可以通贯鹊桥，任督飞渡，而失则使人精不归源；有存心中正穴

---

① 惺：清醒。光绪本作"醒"。惺，与"醒"通。

者，谓百骸万窍，总通于心，存之可以养神摄念，须发常玄，而失则使人局而不畅；有存心下寸许皮肉际者，谓卫气起于上焦，行于脉外，生身所奉，莫贵于此，存之可以倏忽圆通①，祛痰去垢，而失则使人卫胜荣弱，或生疮疖；有存心下脐上者，谓脾宫正位，四象相从，存之可以实中通理，而失则使人善食而易饥；有存脐内者，谓命蒂所系，呼吸所通，存之可以养育元神，厚肠开窍，而失则使人气沉滞；有存下丹田者，谓气归元海，药在坤乡，存之可以鼓动元阳，回精入目，而失则使人阳易兴而妄泄；有存外肾一窍，以目观阳事者，谓心肾相交，其机在目，存之可以②取坎填离③，而失则使人精液妄行。大都随守一窍，皆可收心。苟失其宜，必有祸患。惟守而无守，不取不离，斯无弊耳。《老子》曰：绵绵若存。谓之曰存，则常在矣，谓之曰若，则非存矣。故道家宗旨，以空洞无涯为元窍，以知而不守为法则，以一念不起为功夫。检尽万卷丹经，有能出此者乎？

禅门止观，乃存神要诀。一曰系缘守境止，如上④系心一处是也。二曰制心止，不复系心一处，但觉念动，随

---

① 通：原作"运"，据慎斋本、光绪本改。

② 可以：原脱，据光绪本及上文例补。

③ 取坎填离：道家养生修炼之法。内丹学认为，人在母体内为先天状态，即乾上坤下；出生后转为后天状态，即离上坎下。取坎填离，即将坎卦中的阳爻抽出并填回离卦，回复乾上坤下之势，返回先天状态。

④ 上：光绪本作"止"，当是。

而止之，所谓不怕念起，惟怕觉迟者也。三曰体真止，俗缘万殊，真心不动，一切顺逆等境，心不妄缘，盖体真而住也。观法多门：《华严经》事法界观，谓常观一切染净诸法，皆如梦幻。此能观智，亦如梦幻。一切众生，从无始来，执诸法为实有，致使起惑造业，循环六道。若常想一切名利怨亲，三界六道，全体不实，皆如梦幻，则欲恶自然淡泊，悲智自然增明。亦名诸法如梦幻观。又理法界观，于中复有三门。一者，常观遍法界，惟是一味清净真如，本无差别事相。此能观智，亦是一味清净真如。二者，若念起时，但起觉心，即此觉心，便名为观。此虽觉心，本无起觉之相。三者，拟心即差，动念便乖，但栖心无寄，理自玄会。亦名真如绝相观。又事理无碍观，谓常观一切染净事法，缘生无性，全是真理，真理全是染净事法，如观波全是湿，湿全是波。故《起信论》云：虽念诸法自性不生，而复即念因缘和合。善恶之业，苦乐等报，不失不坏。虽念因缘善恶业，而即念性不可得。天台有假空中三观，大率类此。或单修一观，或渐次全修，或一时齐修，皆可入道。

交感之际，有意种子，兢兢业业，必难成胎。偶尔为之，不识不知，则胎成矣。此可想神交之义。

和室第六

生子之基，全在室人。世之求嗣者，但知广室，而不知和室也。广而不和，则相妒相嫉，育必艰矣。古云：妇人和乐，而后有子。又云：天地和而后万物育，夫妇和而后子嗣昌。世之求嗣者，当使闺门之内蔼如琴瑟，而后可广育也。其道全在正己之躬，日常行事，毋论隐显，务使纯出乎正，以服彼之心。然又不可严毅而使畏也。有疑则相问，有疾则相顾，有未到则相体，使情意联属而无间。然又不可使恩胜而相亵也，必以礼维之。昔匡衡说《关雎》之诗，以为情欲之感不介乎容仪，燕侠之私不形于动静，最可为处闺阃①之式。然又不可自是而非彼也，必寄以交友之义。己有过，使规之。规而是也，谢而改之；规而非也，亦谢其意而晓告之。朋友属土，土无定位，而寄王于四时。朋友亦无定人，而寄之四伦之内。故父子而寄以朋友之义，则父诲子净，欢然一心；兄弟而寄以朋友之义，则兄教弟规，相成必远；夫妇而寄以朋友之义，则衽席之间，可以修省，一唱一和，其乐无涯。岂独可以生子哉？终身之业，万化之源，将基之矣。

《诗》云：窈窕淑女。窈窕者，幽闲贞静之意。《诗

---

① 闺阃（kǔn 捆）：妇女所居之内室。

序》以《螽斯》《麟趾》为《关雎》之应，惟其不妒耳。故择妇者，不必求美色，但当求其有贤淑之性。幽闲贞静，自是妇人之德，有贤妇而和室易矣。然入宫而妒，妇人之常。为夫者，平时先宜晓谕以宗祀之大，无后之罪。倘有妾婢，亦宜使之知尊卑之分，上下之宜。一家委顺，彼此相安，而生子之道，思过半矣。

知时第七

　　天地生物，必有细缊之时；万物化生，必有乐育之时。如猫犬至微，将受妊也，其雌必狂呼而奔跳，以细缊乐育之气触之而不能自止耳。此天然之节候，生化之真机也。世人种子有云：三十时辰两日半，二十八九君须算。此特言其大概耳，非的论也。《丹经》云：一月止有一日，一日止有一时。凡妇人一月经行一度，必有一日细缊之候。于一时辰间，气蒸而热，昏而闷，有欲交接不可忍之状，此的候也。于此时逆而取之则成丹，顺而施之则成胎矣。其曰三日月出庚，又曰温温铅鼎，光透帘帏，皆言其景象也。当其欲情浓动之时，子宫内有如莲花蕊者，不拘经净几日，自然挺出阴中，如莲蕊初开。内人洗下体，以手探之，自知也，但含羞不肯言耳。男子预密告之，令其自言，一举即中矣。

成胎第八

巢氏论妇人妊娠，一月名始①胚，足厥阴脉养之。二月名始膏，足少阳脉养之。三月名始胎，手心脉养之。四月始受水精以行血脉，手少阳脉养之。五月始受火精以成其气，足太阴养之。六月始受金精以成其节，足阳明脉养之。七月始受木精以成其膏，手太阳脉养之。八月始受土精以成肤革，手阳明脉养之。九月始受石精以成毛发，足少阴脉养之。十月脏腑、关节、人神俱备。此其大略也，若求其细，则受胎在腹，七日一变，展转相成，各有生相，《大集经》②备矣。今妇人堕胎，在三月五月七月者多，在二四六月者少。脏阴而腑阳，三月属心，五月属脾，七月属肺，皆在五脏之脉，阴常易亏，故多堕耳。如昔曾三月堕胎，则心脉受伤，须先调心，不然至三月复堕。昔曾五月堕胎，则脾脉受伤，后至五月复堕，宜先治脾。惟有一月之内堕胎，则人皆不知有胎，但知不受妊，不知其受而堕也。一月属肝，怒则堕。多洗下体则窍开，亦堕。一次既堕，则肝脉受伤，他次亦堕。今之无子者，大半是一月堕胎，非尽不受妊也。故凡初交之后，最宜将息，勿复交接以扰其子宫，勿令怒，勿令劳，勿令举重，勿令洗

---

① 始：原作"胎"，据慎斋本及下文例改。
② 《大集经》：佛教经典，全名《大方等大集经》，乃各种大乘经籍的汇编。

浴，而又多服养肝平气之药，胎可固矣。

程鸣谦云："褚澄氏言男女交合，阴血先至，阳精后冲而男形成；阳精先入，阴血后参而女形成。"信斯言也。人有精先泄而生男，精后泄而生女者，独何欤？东垣曰：经水才断一二日，血海始净，感者成男。四五日血脉已生，感者成女。至于六七日后，则虽交感亦不成胎。信斯言也。人有经始断，交合生女，经久断，交合生男者，亦有四五日以前交合无孕，八九日以后交合有孕者，独何欤？俞子木撰《广嗣要语》，著方立图，谓实阳能入虚阴，实阴不能受阳，即东垣之故见也。又谓微阳不能射阴，弱阴不能摄阳。信斯言也。世有尪羸①之夫，怯弱之妇，屡屡受胎，虽欲止之而不能止者，亦有血气方刚，精力过人，顾乃艰于育嗣而莫之救者，独何欤？朱丹溪论治专以妇人经水为主。然富贵之家，侍妾已多，其中宁无月水当期者乎？有已经前夫频频生育，而娶此以图其易者，顾亦不能得胎，更遣与他人，转盼生男矣，岂不能受孕于此而能受孕于彼乎？愚以为父母之生子，如天地之生物。《易》曰：坤道其顺乎，承天而时行。夫知地之生物，不过顺承乎天，则知母之生子，亦不过顺承乎父而已。知母之顺承乎父，则种子者，果以妇人为主乎，以男子为主乎？然所谓主于男子者，不拘老少，不拘强弱，不拘康宁病患，不

---

① 尪（wāng 汪）羸：瘦弱。

拘精易泄难泄，只以交感之时，百脉齐到为善耳。交感而百脉齐到，虽老虽弱，虽病患，虽易泄，亦可以成胎；交感而百脉参差，虽少，虽强，虽康宁，虽难泄，亦难以成胎矣。妇人所媾^①之血，固由于百脉合聚，较之男子之精，不能无轻重之分也。孔子赞乾元资始曰大，赞坤元资生曰至，得无意乎？若男女之辨，又不以精血先后为拘，不以经尽几日为拘，不以夜半前后交感为拘，不以父强母弱，母强父弱为拘，只以精血各由百脉之齐到者别胜负耳。是故精之百脉齐到，有以胜乎血，则成男矣；血之百脉齐到，有以胜乎精，则成女矣。至有既孕而小产者，有产而不育，有育而不寿者，有寿而黄耇^②无疆者，则亦精血之坚脆分为修短耳。世人不察其精血之坚脆，已定于禀受之初，乃以小产专责之母，以不育专付之儿，以寿夭专委之数，不亦谬乎？

---

① 媾：原作"搆"，据光绪本改。
② 黄耇（gǒu 苟）：黄发老人。

治病第九

世之艰嗣者，专谓病在妇人，是舍本而求末。间有兼治男子者，亦未得其肯綮也。男子或年老阳衰，或有疾，或精不射，或精少、精寒、精清，皆不能成孕。世多用温热燥烈之药，一时虽效，真气受伤，非徒无益而反害之矣。凡病此者，皆不须服药，只照前聚精养气存神之诀用功，定有奇效。如少年御女，其未交也，情浓意渴，其交而泄也，通身和畅，所谓百脉齐到而成胎者也。年老阳衰，其始也，勉强成欢，其泄也，漠然无味，何以成胎？此皆反身而可验者。惟寡欲久而涵养功深，然后元阳可回，真气可复耳。纵欲服药，亦必择其对症者，宜温宜凉，通变用之。若执一方而治万病，非予之所知也，故不立方。

妇人之病最多，方亦难执。今取经论格言具列之，以俟决择。岐伯曰：女子七岁，肾气足，齿更发长。二七而天癸至，任脉通，太冲脉盛，月事以时下。天谓天真之气，癸谓壬癸之水，故云天癸也。然冲为血海，任主胞胎，二脉流通，经血渐盈，应时而下。常以三旬一见，以像月盈则亏也。若遇经行，最宜谨慎，否则与产后症相类。若被惊怒劳役，则血气错乱，经脉不行，多致劳瘵等疾。若逆于头面肢体之间，则重痛不宁。若怒气伤肝，则头晕、胁痛、呕血而瘰疬、痈疡。若经血内渗，则窍穴淋漓无已。凡此六淫外侵而变症百出，犯时微若秋毫，成患重如山岳，可不畏哉？论月经褚澄云：饮食五味，养骨髓肌肉毛发。男子为阳，阳中必有阴，阴中之数八，故一八而阳精升，二八而阳精溢。女子为阴，阴中必有阳，阳中之数七，故一七而阴血升，二七而阴血溢，皆饮五味之实秀也。方其升也，智虑开明，齿牙始更，发黄者黑，筋弱者强。暨其溢也，流充身体手足耳目之余，虽针芥之历，无有不下。凡子形肖父母者，以其精血尝行于父母之身，无所不历也。是以父一肢废，则子一肢不肖其父。母一目亏，则子一目不肖其母。然雌鸟牝兽，无天癸而成胎，何也？鸟兽精血往来尾间也。精未通而御女以通其精，则五体有不满之处，异日有难状之疾。阴已痿而思色以降其精，则精不出而内败，小便涩而为淋。精已耗而复竭之，则大小便牵痛，愈痛则愈便，愈便则愈痛。女人天癸既至，逾十年，无男子合则不调；未逾十年，思男子，合亦不调。不调则旧血不出，新血误行，或渍而入骨，或变而为肿，后虽合而难子。合多则沥枯虚人，产众则血枯杀人。观其精血，思过半矣。论精血《产宝》论云：治病先论其所主，男子调其气，女子调其血。气血者，人之神也。然妇人以血为基本，苟能谨于调护，则血气先行，其神自清，月水如期，血凝成胎。若脾胃虚弱，不进①饮食，荣卫不足，月经不行，肌肤黄燥，面无光泽，寒热腹痛，难于子息。或带下崩漏，血不流行，则成瘕症。论调血王子亨论云：经者，常候也。谓候其一身之阴阳愆伏，知其安危。故每月一至，太过、不及皆为不调。阳太过则先期而至，阴不及则后时而来。其有年多年少，断绝不行，崩漏不止，皆由阴阳衰盛所致。论阴阳初虞世云：女子十四，天癸任脉通，月事以时下，于是有子。天癸者，物之自然；月者，以月至；经者，有常也。其来过与不及，皆谓之病。若荣血亏损，不能滋养百骸，则发落面黄，羸瘦燥热。燥气盛则金受邪，金受邪则为咳为嗽，为肺痈为肺痿矣。但助胃壮气，则荣血生而经自行。须慎饮食，调七情，保神气，庶可得生。若暴怒气逆，经闭不行，当用行气破血之剂。论荣血陈自明云：妇人月水不调，由风邪乘虚客于胞中而伤冲任之脉，损手太阳少阴之经。盖冲任之脉，皆起于胞中，为经络之海，与手太阳小肠、手少阴心经为表里，上为乳汁，下为月水，乃经络之余。苟能调摄得宜，则经应以时矣。论月水不调又云：妇人论月水不通，或因醉饱入房，或因劳役过度，或因吐血失血，伤损肝脾，但滋②其化源，其经自通。若小便不利，苦头眩痛，腰背作痛，足寒时痛，久而血结于内，变为癥瘕。若血水

---

① 进：原作"惟"，形近而误，据光绪本改。
② 滋：原作"湿"，据慎斋本，光绪本改。

相并，脾胃虚弱，壅滞不通，变为水肿。若脾气衰弱，不能制水，水渍肌肉，变为肿满。当益其津液，大补脾胃，方可保生。论月水不通又云：冲任之脉起于胞内，为经脉之海，手太阳小肠、手少阴心二经为表里。女子十四而天癸至，肾气全盛，冲任流通。经血既行，应时而下，否则不通也。论室女月水不通寇宗奭云：人之生，以气血为本。人之病，未有不先伤其气血者。若室女童男，积想在心，思虑过度，多致劳损，男子则神色消散，女子则月水先闭。盖忧愁思虑，则伤心而血逆。神色先散，月水先闭。且心病则不能养脾，脾虚则金亏，故发嗽。肾水绝，则木气不荣，而四肢干痿，故多怒，鬓发焦，筋骨痿，若五脏传遍则死。自能改易心志，用药扶持，庶可保生。切不可用青①蒿、虻虫等凉血行血，宜用柏子仁丸、泽兰汤，益阴血，制虚火。论室女经闭《腹中论》云：有病胸胁支满，妨于食。病至，则先闻腥臊臭，出清液，四肢清，目眩，时时前后血，病名曰血枯。此年少时因大怒脱血，或醉而入房，亏损肾肝。盖肝脏血受天一之气以为滋荣，其经上贯膈，布胁肋。若脱血失精，肝气已伤，肝血枯涸不荣而胸胁满，妨于食，则肝病传脾而闻腥臊臭，出清液。若以肝病而肺乘之，则唾血，四肢清，目眩，时时前后血出，皆肝病血伤之症也。论血行《良方》云：妇人月水不利者，由

① 青：原脱，据慎斋本补。

劳伤气血，体虚而风冷客于胞内，伤于冲任之脉故也。若寸脉弦，关脉沉，是肝病也，兼主腹痛，孔窍生疮。尺脉滑，血气实，经络不利。或尺脉绝不至，兼主小腹引腰痛，气攻胸膈也。论月水不利又云：妇人经水腹痛，由风冷客于胞络冲任，或伤手太阳少阴经，用温经汤、桂枝桃仁汤。若忧思气郁而血滞，用桂枝桃仁汤、地黄通经丸。若血结而成块，用万病丸。论腹痛又云：月水不断，淋沥腹痛，或因劳损气血而伤冲任，或因经行而合阴阳，以致外邪客于胞内，滞于血海故也。但调养元气，而病邪自愈。若攻其邪，则元气反伤矣。论月水不断又云：妇人冲任二脉，为经脉之海，外循经络，内荣脏腑。若阴阳和平，经下依时。若劳伤不能约制，则忽然暴下，甚则昏闷。若寸脉微迟，为寒在上焦，则吐血衄血。尺脉微迟，为寒在下焦，则崩血便血。大抵数小为顺，洪大为逆，大法当调脾胃为主。论崩血又云：妇人带下，其名有五，因经行产后，风邪入胞门，传于脏腑而致之。若伤足厥阴肝经，色如青泥。伤手少阴心经，色如红津。伤手太阴肺经，形如白涕。伤足太阴脾经，黄如烂瓜。伤足少阴肾经，黑如衃[①]血。人有带脉，横于腰间，如束带之状，病生于此，故名为带。论带下《博济方》云：夫人将摄顺理，则气血调和，六淫不能为害。若劳伤血气，则风冷乘之，脾胃一伤，饮食渐

① 衃（pēi 胚）：凝血，呈赤黑色的瘀血。

少，荣卫日衰，肌肤黄燥，面无光泽。若入大肠则下利，若入关元则绝嗣。故妇人病有三十六种，皆由冲任劳损而至。盖冲任之脉，为十二经之会海，其病皆见于少阴太阳之经，当于此候之。论风冷入关元按妇人之病虽多，然其无子之症，大略尽于是矣，宜各按其症而治之。倘有明理善用功者，亦当教之存神养气，为效更疾。

祈祷第十

改过积善，祈祷之本也。既尽其本，兼修其文，无不应矣。古有祷尼丘山而生孔子，近有祷泰山而生倪岳者，其事至悉，班班可考，若之何废之？江南多供张仙而得子者，非张仙之力也，此心既诚而感，无不应耳。山川之英，鬼神之灵，凡可祈求，皆当致力。姑以祈祷之至灵，与鄙人所奉事而有验者，列之于后。

《白衣观音经咒》：

稽首大悲婆卢羯帝，从闻思修入三摩地，振海潮音，应人间世，随有希求，必获如意。

南无本师释迦牟尼佛！

南无本师阿弥陀佛！

南无宝月智严光音自在王佛！

南无大悲观世音菩萨！

南无白衣观世音菩萨！

前印后印降魔印，心印身印陀罗尼。我今持诵神咒，惟①愿慈悲降临护念。以上二句三诵。即说真言曰：

南无喝啰怛那二合哆啰二合夜耶！南无阿唎耶！婆卢羯帝！铄钵二合啰耶！菩提萨埵婆二合耶！摩诃萨埵婆二

---

① 惟：原作"推"，据余氏本改。

合耶！摩诃迦噜尼迦耶！怛你也他二合！唵！多唎多唎咄
哆唎！咄咄多唎咄唎！娑婆二合诃！

按：此咒原出《大藏》，名《随心陀罗尼》。受持者一
切祈祷，悉令满足。今祖师提出专为人求男女，亦方便法
门也。

自"稽首大悲"至"即说真言曰"一段，皆后人新
增。原本有像法、坛法、印法，人皆不知。谨述其略，以
便祈求。

像法：

以白檀香木刻作其像，身高五寸，或二寸半亦得。是
天女形，面有三眼，头戴天冠，身著色衣，缨络庄严，以
两手捧如意珠。造此像已，安木函内，锦囊盛，系于左
臂，设坛时即安坛内。

坛法：

坛方三尺，中城方二尺，内城方一尺。皆须先掘去秽
土，即以净土作之，香汁作泥令平，净扫。以粉、米种种
杂色和以莲花，承观音像。最内院坛上四角，安四天王
座，须方，画坛上。

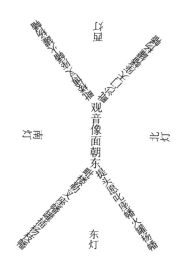

印法：

凡四十八印，各有所用，今只录其要者。

《总摄身印》：

以二手中指、无名指、小指各向外相叉，合掌，右压左。头指抟著掌背，二大指并竖，面相著。

此印能摄诸印，故独列之。

受持法：

凡欲受持此陀罗尼者，应当洗浴清净，著新净衣，并受律仪，不能具受，或随意受三戒四戒，除贪吝，去嗔欲，发大慈大悲之心，利益众生。然后至坛前礼三宝，或随俗礼前佛菩萨五句，亦得手持名香或香炉，烧沉檀好香于菩萨像前。一心坚固至意，信向先观菩萨现前，次想空中幽显诸神及天龙八部，一一降临获佑。如用意精专，顿觉心力有异。每月诵一千八十遍，不令断绝，满二十万，求男女得男女，求富贵得富贵，求长寿得长寿，皆得成就。功德积集，不被兵火焚漂①，一切恶毒不能侵害。

若欲坐禅，未入禅定者，当作三昧印，诵前真心言。正坐跏趺，以左手掌承右手背相压，当心前。此即三昧印也。

若钝根欲求智慧者，当作求聪明印，诵前真言。以二大指各捻二无名指甲上，二小指并直竖。搏二中指，侧头相接，屈二头指，各附二中指侧第二文上，指头相去一寸许。作此印已，正当心前。诵千遍，七日效。

若欲治病，取水或药或食，咒七遍，令病人服之。

《准提咒》：

每日持诵时，先须金刚正坐。以右脚压左脚胫上，或随意坐亦得。手结大三昧印，二手仰掌展舒，以右手左手上，二大拇指甲相著，安脐轮下。此印能灭②一切妄想思惟。澄定身心，方入净法界。三昧静想，自身顶上有一梵书光𫟍𤙲字。此字偏有光明，犹如宝珠，或如满月。想此字已，复以左手结金刚拳印。以大拇指捻无名指相第一节，余四指握大拇指拳，此印能除内外瘴染，成一切功德。右手持数珠，口诵《净法界真言》二十一遍，真言曰：唵！啰𤙲！𤙲字去声，弹舌呼之。𱇕𱇖此是梵书唵啰𤙲字。次诵《大明六字真言》一百八遍，真言曰：唵！麼抳钵讷铭二合！吽！𱇗𱇘𱇙𱇚𱇛二合！𱇜此是梵书《大明真言》。然后结

① 兵火焚漂：光绪本作"水火漂焚，义胜。"
② 灭：原作"减"，形近而误，据文义改。

准提印，以二手无名指并小指相叉于内，二中指直竖相柱，二头指屈附二中指第一节，二大拇指捻右手无名指中节，若有请召，二头指来往。当从心上，以《准提真言》与《一字大轮咒》一处同诵一百八遍，竟于顶上散其手印。

真言曰：

南无哆喃三藐三菩驮，俱胝喃，怛你也他，唵。

𑀰𑀸𑀭𑀸𑀤𑀸𑀵𑀰𑀸 二合 𑀆𑀁

折隶，主隶，准提，娑婆诃。部林。

𑀰𑀸𑀤𑀸𑀵𑀰 二合 𑀆𑀁 二合　此《准提咒》梵文。

佛言：此咒能灭十恶五逆，一切罪障，成就一切功德。持此咒者，不问在家出家，饮酒食肉，不拣净秽，但至心持诵，求男女者便得男女。若求智慧，得大智慧。能使短命众一增寿无量，所求官位，无不称遂。

若于佛像前，或塔前，或清净处，以香水泥涂地而作方坛。随其大小，复以花香、幡盖、饮食、灯明、烛火，随力所办而供养之，复咒。香水散于四方及上下，以为结界。既结界已，于坛四角及坛中央，皆各置一香水之瓶于其坛中，面向东方胡^①跪，诵咒一千八十遍。以一新镜置坛中，正观镜面，诵咒一千八百遍。即以囊盛此镜，佩带于身，每日清晨对镜持诵，不必复设坛矣。若诸国土水旱不调，疫毒流行，应以酥和胡麻、粳米，用手三指取其一

---

① 胡：原作"朝"，形近而误，据文义改。胡跪：胡人跪坐之姿，后演变为一种佛教礼节，右膝着地，竖左膝跪坐。

撮，咒之一遍，掷火中烧。或经七日七夜六时，如是相续不绝，一切灾疫无不消灭。

若在路行，诵念此咒，无有盗贼、恶兽等怖。

若被系闭枷锁，禁固其身，诵此咒者，即得解脱。

若以酥和谷稻，咒一百八遍，火中烧之，随心所愿，无不成就，财宝增盈，官禄进懋。

若欲人敬念者，称彼人名字，一咒一称，满一百八遍，即便敬念。

校注后记

一、作者生平

　　袁黄是明代重要的思想家，是我国第一位具名的善书作者，亦是我国历史上规模最大、价值最高的一部《大藏经》(《嘉兴藏》)最早倡刻者。关于其生平，《明史》未载，然明末清初查继佐《罪惟录》、彭绍升《了凡居士传》、朱鹤龄《赠尚宝少卿袁公传》、阮元《畴人传》及(康熙)《嘉兴府志》、(康熙)《嘉善县志》、(康熙)《吴江县志》、(乾隆)《江南通志》等方志皆有其传记，袁氏本人众多著述及其亲友作品中亦不乏其行迹记述。此外，近人亦多有考述，其中最具代表性的当属日本学者酒井忠夫《中国善书研究》一书第四章《袁了凡的思想与善书》以及章宏伟《袁了凡生平事迹考述》一文。

　　关于袁黄的生年、里籍，各方志和传记中的记载有相抵牾之处，章宏伟先生在前人研究基础上，根据袁黄父亲袁仁《嘉禾记》、《新筑半村居记》及冯梦祯《寿了凡先生七十序》等材料确定其于嘉靖癸巳(1533)12月11日生于浙江嘉善的医学世家。其考证翔实有据，可成定论。袁黄先祖袁顺豪侠好义，精通经学，因牵扯进"靖难之役"而失去家业并四处流亡，故训诫其后人放弃举子业而世代为良民。袁黄的曾祖袁颢在其父袁顺的劝诫下放弃科举而以医为业，其所撰《袁氏家训·民职》云："士农工商，所谓四民也。吾家既不应举，子孙又未必能力耕，而工商皆不可为。……于诸艺中，唯医近仁，习之可以资生而养家，可以施惠而济公。"袁颢博学而精通医术，声名颇盛，其医学专著有《袁氏脉经》二卷、《袁氏痘疹丛书》五卷。袁黄的父亲袁仁"于天文地理、历律书数、兵法水利之属，靡不谙习，谓医虽贱业，可以藏身济人，寓意于医"（嘉庆《嘉善县志》），其以医为业，同时与王阳明、王艮、王畿等亦有学术交往，其著作广及经史子集，医学类的有《内经疑义》、《本草正讹》、《痘疹家传》。在这种家学渊源的影响之下，袁黄不免也要面临着举业仕宦还是从医济人的选择。袁黄自幼好读书，童年丧父，母亲沈氏遵从家训，令其放弃举业而改习医术，以养生济人，袁黄遂袭家业而学医。16 岁时，在慈云寺遇到精通《皇极数正传》的孔姓易者，其人断定袁黄有做官的命运，并预言其科考的成绩、做官的级别、53 岁的寿命及命里无子。于是，袁黄重拾举业之学，之后考试的成绩名次皆如孔氏预言，他因此相信荣辱死生皆有定数，成为宿命论者。隆庆三年己巳（1569），袁黄受教于云谷禅师，经点化而挣脱宿命论的牢笼，随其学习践行功过格，从此开始积极改过、积善，努力改变自身命运。次年乡试，袁黄高中举人，取得远胜于孔某所预言的成绩，愈加相信云谷禅师命运可以改造之说，更加积极行善、刻苦习业，曾师从阳明学者王畿、提学副使薛应旂、儒学大师唐顺之等人。万历九年辛巳（1581），49 岁的袁黄通过积善积福而最终得子，取名天启，后袁黄将自己求子得子的经验之谈写成《祈嗣真诠》一书。万历十四年丙戌（1586），经历了 5 次会试失败后，袁黄考中进士，授宝坻知县。在任五年其间，袁黄减少赋税，兴修水利，鼓励百姓开荒耕种，颇有善政，深得民心。万历二十年壬辰（1592）擢升兵部职方司主事，是年，日本入侵朝鲜，袁黄以军前赞画率军赴援朝鲜。万历二十一年，因与大将军李如松不合而遭诬陷弹劾，被革职返乡。晚年谪居时，袁黄致力于著书授业，行善修持，时常诵经持咒，参禅打坐，并与僧人一起讨论出版了《嘉兴藏》。据其养子叶绍袁《自撰年谱》记载，袁黄卒于万历三十四年丙午（1606）7 月，享年 74 岁。天启元年辛酉（1621）熹宗追叙征倭功，袁黄得追赠尚宝司少卿。

二、成书年代

余氏本、眉公本、慎斋本、光绪本等皆录袁黄门人韩初命于万历庚寅年所撰《祈嗣真诠引》，言其"业付梓人矣"，显然《祈嗣真诠》在明万历庚寅（1590）夏已付梓。据袁黄在《祈嗣真诠》中记述，该书作于其生子之后，"后游建康之栖霞，遇异人授以祈嗣之诀……信而行之，果生子。予虑天下之乏嗣者众，而不能获闻是诀也，因衍为十篇，以风告之"。又袁黄《了凡四训·立命之学》

曰:"遂起求子愿,亦许行三千善事。辛巳,生男天启。"可知,袁黄独子袁天启生于万历辛巳(1581)。故《祈嗣真诠》当作于1581年至1590年之间。

三、版本概况及源流

各书目收录情况如下:

《四库全书总目提要·存目》载:《祈嗣真诠》,无卷数,浙江鲍士恭家藏本。殷仲春《医藏书目》、丹波元胤《中国医籍考》载袁黄《祈嗣真诠》一卷。《全国中医图书联合目录》著录其民国之前版本唯有清乾隆四十四年己亥(1779)王氏慎斋刻本,此外是民国后的1922年文明书局石印本及丛书集成初编本。《中国中医古籍总目》所载版本相对较多,摘录如下:明万历刻本、清乾隆44年己亥(1799)王氏慎斋刻本;1922年文明书局石印本、宝颜堂秘笈本。据笔者调研,《祈嗣真诠》一书的现存版本情况如下:

1. 明万历己巳(1605)建阳余氏刻了凡杂著本(简称"余氏本"),一卷,国家图书馆、南京图书馆藏。

该本为余象斗刻袁黄作品集《了凡杂著》九种中的一种,书为一册,线装,书高23.5cm,宽15.5cm;板框高20cm,宽26cm,单栏。每半页9行,行20字,白口,左右双边,单白鱼尾。版心上镌"了凡杂著",中镌"祈嗣真诠三卷",下镌页数。南京图书馆藏本正文卷端右下方钤朱文方印"南京图书馆藏"、"随月收藏",天头处墨笔题手抄目录。该本卷前"刻祈嗣真诠引"录韩初命万历庚寅（1590）之序,引末有"祈嗣真诠引毕"字样;正文卷首右上方题名"了凡杂著祈嗣真诠三卷",次行标注"前进士东吴袁黄坤仪甫编";卷末末行下方镌"祈嗣真诠三卷终"字样。正文45页,序言2页。题名及版心皆著三卷,然正文并不分卷。

2. 明泰昌元年（1620）秀水沈氏亦政堂镌陈眉公普秘笈本（简称"普秘笈本"）,国家图书馆、中国科学院国家科学图书馆藏。

该本为亦政堂镌陈眉公普秘笈五十种中的一种,书为一册,线装,一卷。普秘笈为秀水沈德先、沈孚先所刻大型丛书中的一部,该丛书题陈继儒编,与正集、续集、广集、汇集、秘集一起被统称为"宝颜堂秘笈",后世通称该系列丛书为宝颜堂秘笈,在明代有很大的影响。书高25.8cm,宽16.5cm;板框高20cm,宽26cm,单栏。每半页9行,行20字,白口,左右双边,单白鱼尾,正文45页。版心上镌"漱芳堂",中镌"祈嗣真诠",下镌页数。正文卷首右上方题名"陈眉公订正祈嗣真诠",次行标注"东吴袁黄坤仪甫编,屠中孚德胤甫校"。

3. 明刻眉公秘笈本（简称"眉公本"）,国家图书馆藏。

该本为丛书眉公秘笈五种中的一种,书为一册,线装。书高 25cm，宽 15.5cm；板框高 19.5cm，宽 26.2cm，单栏。每半页 9 行，行 20 字，单栏，白口，左右双边，单白鱼尾。正文 45 页，序言 2 页。版心上镌"漱芳堂"，中镌书名，下镌页数。卷前附韩初命"祈嗣真诠引"，正文卷首右上方题名"陈眉公订正祈嗣真诠"，次行标注"东吴袁黄坤仪甫编，屠中孚德胤甫校"。经对比，除序言外，其版式、行款、文字内容等皆与普秘笈本同。正文卷端右下方钤朱文方印"北京图书馆藏"、"长乐郑振铎西谛藏书"，可知原为郑振铎所藏，后献与前北京图书馆。北京图书馆编《西谛书目》著录其为"明陈继儒编，明刊本"，并在丛书类宝颜堂秘笈本目下列眉公秘笈五种。

4. 明崇祯十六年癸未（1643）容安园刻《广生编》本（简称"广生本"），日本国立公文书馆内阁文库藏，普林斯顿大学火石藏书楼（Firestone Library）藏该本 35mm 缩微胶片。

据日本所藏中文古籍数据库与普林斯顿大学图书馆书目检索信息，该本又名"重锓广生编，增补袁先生省身录"，明崇祯十六年，原藏红叶山文库，由陈春辉重订、邓寿彭同辑、高世重阅授、陈惟人点校、杨蕃缮定。据日本学者酒井忠夫《中国善书研究》"袁了凡的思想与善书"一章所述："该书与一般以《祈嗣真诠》为题出版的书籍的内容是一样的，其中有林文雄、王瑞元、韩初命、李曜文等的原序。"该书是在《祈嗣真诠》出版流传之后，在其基础上增加了袁黄的另一著作《省身录》及其附录的中峰禅师与王龙溪之文以及《普劝父母鞠养深恩》一文，重新点校整理，并从其内容的角度出发，冠名以"广生编"而出版发行。惜笔者因条件所限，未得一睹该本，严绍璗《日藏汉籍善本书录·子部·道家类》亦仅著刊者、刊刻年代及藏馆，故暂时无法获得该本的详细版本信息。

5. 清康熙十一年（1672）重修尚白斋镌陈眉公订正秘笈本（简称"尚白斋本"），国家图书馆藏。

该本为国家图书馆古籍部提善本，不予阅览，故不得见。据书目检索信息，该本为宝颜堂秘笈本的清初重修本，丛书卷首附清康熙十一年（1672）马骕改编手抄目录，有墨笔批题，钤"本衙藏板"等印，秀水沈衙藏板。

6. 清抄本，国家图书馆藏。

该书据乾隆己卯（1759）严有禧刻本抄。该本为一册，线装，一卷。书高28.5cm，宽16.8cm；无板框、行格，经衬纸修复。该本首录严有禧乾隆己卯孟春之序，2页，每半页7行，行16字；次为韩初命"祈嗣真诠引"，2页，每半页8行，行18字。正文31页，每半页9行，行17、18字不等。正文卷首右上端题名"祈嗣真诠"，次行标注"前进士东吴袁黄坤仪甫编"。该本文字有大段删减，校勘价值不高。

7. 清乾隆四十四年己亥（1799）7月王氏慎斋重刊本（简称"慎斋本"），首都图书馆藏。

该本由王氏慎斋刊刻，刻工为金陵周品渔，由王珠、钱大治校勘，张崇傃、徐春和覆校，秦宝、王燮对读。书为一册，线装，一卷。书高 23.8cm，宽 15.1cm；板框高 18.5cm，宽 26cm，单栏。每半页 9 行，行 21 字，白口，左右双边，单黑鱼尾。版心上镌书名，中镌目名，下镌页码，正文首页版心最下方镌"慎斋藏版"字样。卷前序言页"祈嗣真诠引"右下方与目录页右下方皆钤一朱文方印"首都图书馆藏书之章"；正文首页右下方与卷末左下方皆钤一朱文方印"首都图书馆藏书之章"及一紫文椭圆印"北京市市立第一普通图书馆藏书之章"。全书序言 2 页、目录 1 页、正文合跋 45 页。正文卷首右上方题"祈嗣真诠"，次行标注"明东吴袁黄坤仪甫编、嘉定王珠品泉、钱大治翼清校"；正文末左下方记"张崇傃孝则、徐春和瞻云覆校"。末附卷末左下方记"门人秦宝家维、侄王燮调元对读"，末行记"祈嗣真诠终"及"金陵周品渔镌"字样。该本在屠中孚校甚力的基础上进行校勘和补充，用力颇深，以此为另一校本。

8. 清光绪丙申本（1896）（简称"光绪本"），深圳陈氏私藏。

该书为陈氏从孔夫子旧书网购得。书高 22.5cm，宽 14.2cm；板框高 16.8cm，宽 22.6cm，单栏。该书录五篇序言，依次为万历庚寅（1590）韩初命之序、万历壬辰（1592）周治隆之序、道光十年（1830）杨际泰之跋、光绪十年（1884）开道子之序、光绪丙申（1896）于锡金重刊之序，共9页，各篇排版不一。正文共58页，包括前所录光绪十一年（1885）《遏淫第一诀序》、书末收附录《过淫说》。每半页8行，行20字，白口，左右双边，单黑鱼尾。封面题"祈嗣真诠"，扉页天头处记"光绪丙申年重镌"字样，正中题书名，右题"袁了凡先生原编"，左双行记"板存滇省王务本堂每本价银□分"，卷末左上方钤朱文方印"角山楼"。

就其版本源流而言，以上八种，明代的版本有四，即：余氏本、普秘笈本、眉公本及广生本。其中，年代最早的是余氏本。据袁黄在《祈嗣真诠》中记述，该书作于其生子之后，"后游建康之栖霞，遇异人授以祈嗣之诀……信而行之，果生子。予虑天下之乏嗣者众，而不能获闻是诀也，因衍为十篇，以风告之"。按袁黄《了凡四训·立命之学》所记："遂起求子愿，亦许行三千善事。辛巳，生男天启。"由此可知，《祈嗣真诠》一书当作于万历辛巳（1581）之后。袁黄门人韩初命于明万历庚寅夏所撰《祈嗣真诠引》，其言："今嘉禾了凡袁先生，思广其生物之心，患天下之艰于嗣者，或惑于数命而不知求，即求而或惜于生生之本也，乃编十篇，首《改过》，终《祈祷》，令得日用而信行焉，名曰《祈嗣真诠》，业付梓人矣。"显然，《祈嗣真诠》在万历庚寅（1590）已付梓，此记为"庚寅本"。余氏本所属丛书《了凡杂著》前录袁黄门生杨士范《刻了凡杂著序》，其曰："先生著述之大者，藏之名山大都，以俟知己；小者十有余种，刻之家塾，以俟子弟。建阳余氏传而梓之，而命余为序。"该序作于万历己巳（1605），杨氏游于袁黄门下三十余年，按其所言，在余氏刊刻《了凡杂著》之前，袁黄著述已刊刻的唯有十几种的袁氏家刻本，余氏所依底本即此。据此，我们可以推测，庚寅本或为《祈嗣真诠》之祖本。惜该本今皆未见，余氏本则为现存的最早版本。普秘笈本是秀水沈德先、沈孚先所刻大型丛书《宝颜堂秘笈》六集中的一集，据各集前序言可知，"正集"、"秘集"约刻成于明万历四十三年（1606），"续集"约刻成于万历三十八年（1610），"广集"约刻成于万历四十三年（1615），"普集"约刻成于泰昌元年（1620），"汇集"与"普集"同时或稍后刻成。据沈氏称，该丛书的底本多由陈继儒提供，且陈氏参与了选篇、定稿、校订等工作。该丛书刊刻历时颇长，其名称说法不一，其中，"宝颜堂秘笈"是较为通行的称法（陈继儒号眉公，室名"宝颜堂"）。据李斌《陈眉公著述伪目考》一文考证，宝颜堂秘笈的底本大部分并非陈继儒所提供，更未参与其校订、出版工作，沈氏伪托陈眉公的说法是晚明书贾惯用的欺售手段。该说是否全部属实并非我们讨论的范畴，但"普集"中题名"陈眉公订正祈嗣真诠"一书应与陈眉公并无关联。据该书题名之下所署"东吴袁黄坤仪甫编，屠中孚德胤甫校"可知，该本应为屠中孚校所校。

其版心上镌"漱芳堂"字样,考《宝颜堂秘笈》及陈继儒、沈德先、沈孚先的室名皆未见"漱芳堂"。该本应是据漱芳堂刊刻的屠中孚校本翻刻而成,题"陈眉公订正"大约是借其盛名的宣传手段。眉公本除卷前收韩初命序言外,其版式、文字等全部内容皆与普秘笈本相同,其与普秘笈本一样都是根据漱芳堂刻本翻刻的。广生本由容安园刻于明崇祯十六年癸未(1643),该书是在《祈嗣真诠》一书的基础上增加了袁黄的另一著作《省身录》及其附录,重新点校整理后冠名以"广生编"而出版的。因其仅存海外,笔者暂未及该本,不知其中《祈嗣真诠》所据何本。对比余氏本与普秘笈本,二者皆为善本,其文字相异者14处,其中,余氏本讹误12处,普秘笈本讹误2处,后者为佳。此外,清代光绪本在韩初命壬辰之序后录周治隆重刻之序,其曰:"余既有味乎其言且嘉先生之善诱也,重畀梓人以广其传,而漫议于简末如此云。"署云:"万历壬辰阳生日晋陵周治隆谨识。"可知,在庚寅本之后、余氏本和普秘笈本之前当有另一本子,由晋陵人周治隆刻于万历壬辰年(1592),该本亦不存。

其现存清代版本有四:尚白斋本、清抄本、慎斋本和光绪本。其中,尚白斋本是万历时宝颜堂秘笈的重修本,同本于漱芳堂屠中孚校本。清抄本在韩初命《祈嗣真诠引》之前录严有禧乾隆己卯孟春之序,曰:"吾友谢慎庵携此书示余,余见其言之合乎道,为序而梓之以劝世,并用以自勖焉。"该本不仅删去了《祈祷第十》几乎全部的内容，其他各篇也有或多或少的删节，尽失原貌。严有禧刻本已不可见，故未知是抄本抄录时删节还是其本如此。因其刊刻信息极有限，所据何本亦无从断定。慎斋本也是以屠中孚校本为底本，由王珠等人在此基础上进行校雠、评点和补充后共同出资刊刻，前后历时 2 年，王珠《跋》云："丁酉秋，得屠中孚校袁了凡先生《祈嗣真诠》一册。……一日，同里栖园俞先生见之，击节叹赏，为评点首二篇，怂余将全册重刊，以嘉惠学者，且助之赀。会先生就苏郡广文，余逡巡未果。戊戌春，有友钱上舍翼清者，好古士也，精于医，见此册，亦怂余重刊，共任剞劂之费。"王珠与友人钱大治、门人秦宝等人"乃互相校雠，误者订之，疑者阙之，其扼要处则密圈以别之"，同时就内容进行增补和议论，《改过》《积善》《成胎》篇皆增二条，《治病》《祈祷》各增一条，皆有所本，其增改之处多冠以"增"、"订误"、"存疑"等字样，以小字区别之，其用力颇深。光绪本由昆明于锡金据道光十年（1830）杨际泰刻本重刊，而杨际泰本则本于其同里郑一轩所藏钞本，光绪本录杨际泰《祈嗣真诠跋》云："庚寅（1830）秋，余以移疾旋里，同乡郑一轩季介石孝廉以了凡先生《祈嗣真诠》钞本见示，披阅之……乐善诸公捐金重梓，期以广其传而寿诸世也。书成为志数言于简末。"该本首录韩初命庚寅之序，次录周治隆壬辰之序，可见，原钞本本于周治隆本，而周治隆本又本于庚寅本。此外，方孝标《光启堂文集》收录其作《祈嗣真诠序》，现存各本均无该序，由此可知，清初方孝标序本应是以上各本之外的一个版本。惜该本不存，方氏之序亦无任何刊刻信息，其版本情况暂不可考。《四库全书总目提要》存目子部中著录："《祈嗣真诠》，无卷数，浙江鲍士恭家藏本"，因其为存目，故不得知其版本详情。

此外，《祈嗣真诠》民国后的版本有：民国十一年（1922）文明书局《宝颜堂秘笈》石印本、民国二十五年（1936）商务印书馆《丛书集成初编》本、1965年台湾艺文印书馆《百部丛书集成》本、1985年中华书局《诸子集成》本、1995年齐鲁书社《四库存目丛书》本、2006年线装书局《袁了凡文集》本等，兹不赘述。

四、学术思想

袁黄博学尚奇，其思想融合儒道佛三家，学问涉及各个领域，朱鹤龄《赠尚宝少卿袁公传》载其"凡河图洛书、象纬律吕、水利河渠、韬韐赋役、屯田马政以及太乙、奇门、六壬、岐黄、勾股堪舆、星命之学，莫不洞悉原委"。其代表作有：《了凡四训》《祈嗣真诠》《两行斋集》《省身录》《训儿示说》《游艺塾文规》正续编、《群书备考》《皇都水利》《劝农书》《历法新书》《骚坛漫语》等。其中，在明末社会造成最大影响的主要有两个方面：一是其所倡行的功过格及善书思想，二是编撰科考用书的举业之学。一直以来，后世对袁黄的关注也相应地集中在宗教文化与科举教育两个方面。袁黄的儒学思想与朱熹等宋儒极有抵触，其《四书删正》《书经删正》更是因为大量删改朱注而遭禁毁，明末查继佐在其《罪惟录列传》卷一八中将袁黄与泰州学派中最异端的李贽相提并论，称其"有《史论》及《四书》，极诋程朱，至尽窜注解，更以己意。坐非儒见黜，焚其书"。在医学方面，袁黄因在弱冠之前即弃医而重拾举业之学并最终走上仕宦的道路，而未像父亲所希望的那样成为一名医生，但家学渊源和少年时的学医经历使之仍然保持着对医学的兴趣，尤其表现于对养生的关注，相关著作除《祈嗣真诠》之外，还有《静坐要诀》及《摄生三要》，皆蕴含着浓厚的佛道思想。

《祈嗣真诠》是袁黄根据自身改变原本无子的命运而最终获得一子的经历而写就的一部生育类书籍，全书内容颇为丰富，从改过、积善、聚精、养气、存神、和室、知时、成胎、治病和祈祷十个方面进行阐述，涉及道德修为、调息养生、持咒静坐、治病调理等诸多内容，集中体现了儒道佛三教合一的思想。《四库全书总目提要》称其"杂引常言俚语及医方、果报之事，颇为芜杂"。方孝标云："先生著书甚多，而今学士大夫以及愚妇之所诵法而遵行者，则《立命说》《祈嗣真诠》二书。"其学术特点主要有以下几个方面：

首先,《祈嗣真诠》一书是袁黄劝善思想的体现。袁黄指出改过、积善是祈嗣乃至做人的根本,认为只有不断进行道德修养方能享有子孙长久的福荫。《改过第一》从事上改、理上改和心上改三个层次由浅入深地进行论述,并分析各自的利弊得失。《积善第二》列举镇江靳翁、邯郸张翁十人的善举事例,说明善行必有善报的道理,从真假、端曲、阴阳、是非、偏正、半满、大小、难易等方面对善恶意识做理论上的辨析,并概括善行为十个方面,即:与人为善、爱敬存心、成人之美、教人为善、救人危急、兴建大利、舍财作福、护持正法、敬重尊长、爱惜物命。在此,作者立足于求子之法而广及为人之法,既有儒家修身之理,亦含佛家果报之说。这两部分的内容超过全书的三分之一,却并未涉及医学知识,而具有很强的道德劝诫性质。其说理深入浅出,通俗易懂,体现了较强的实用价值。因此,在《祈嗣真诠》一书出版通行之后,《改过》《积善》二篇被稍作修改为《改过之法》《积善之方》,与《立命之学》《谦德之效》共同组成了《了凡四训》一书,该书也成为袁黄流传最广、影响最大的著作,胡适《精本袁了凡先生四训封面题记》称之为"中世思想的一部重要代表。"

其次,袁黄特别强调男性在生育过程中的重要性,并要求男性承担身体和道德上的主要责任。因此,《祈嗣真诠》更多地是从男性角度来讨论生育问题。在袁氏看来,聚精是生育的关键，而聚精之道则在于寡欲、节劳、息怒、戒酒和慎味，并进一步指出"聚精在于养气，养气在于存神。神之于气，犹母之于子也。故神凝则气聚，神散则气消。若宝惜精气而不知存神，是茹其花而忘其根矣"。（《祈嗣真诠·存神第五》）袁黄认为，两性关系的和谐是生育的基本条件，要求丈夫既要具备使妻子敬服的品德风度，又不能过于严毅而使之畏惧，做到"有疑则相问，有疾则相顾，有未到则相体"（《祈嗣真诠·和室第六》），建立起朋友式的夫妻关系。这样不但可以使夫妻幸福和乐，有利于生育子嗣，亦是"终身之业，万化之源"的良好基础。同时，袁黄也并不忽视女性在生育中的主体作用，他在《知时第七》中提出时机对于生育的重要性，主张要懂得抓住女性每月经期中一日的"氤氲之侯"进行交合，如此则一举即中；《成胎第八》阐述女性妊娠成胎以及成胎十个月期间的妇科知识。在《治病第九》中，袁黄明确指出将不育的责任归于女性是舍本求末之举，认为应该男女兼治。他反对用温热燥烈之药治疗男性的不育，因为其虽有一时之效，却会导致真气受伤，无益而有害，而只要用功于聚精、养气、存神之诀，则必有奇效。尽管如此，袁黄并未完全否定方药的功效，他主张应该对症服用温凉之药，而非执一方而治万病。因此，他在《治病》篇中虽不立方药，却也以大量篇幅杂引十六条妇科病治疗方法以备参考。从医学的角度看，《祈嗣真诠》一书的关键之处在于《聚精》《养气》《存神》三篇，清代学者王珠评价曰：
"窃惟医书自孙思邈《千金方》以还，言祈嗣者不下百家，
然率皆崇尚方药而已，孰若此聚精、养气、存神之为得其
本矣。"（慎斋本《祈嗣真诠跋》）在《祈嗣真诠》刊刻之
后，《聚精》《养气》《存神》三篇被单独抽出，组成《摄
生三要》一书，成为明代养生学的重要著作。

　　第三，《祈嗣真诠》一书充满着浓厚的宗教气息，体
现了袁黄三教合一的宗教信仰《改过》《积善》以佛家因
果报应思想为基础。《聚精》篇讲究清心寡欲，是从道教
房中术的角度所作的解释；《养气》篇强调元气的重要性，
对道家胎息之法进行较为通俗的解读；《存神》篇则将天台
止观法门视为存神要诀，并介绍修习《华严经》当事法界
观、当理法界观、事理无碍观及天台的假、空、中三观。
以上三篇是将佛教理论与道家房中结胎之法结合的生育医
学。《祈祷》篇则以佛教信仰为中心，收录了白衣观音经
咒、随心陀罗尼、准提咒以及祈祷时的像法、坛法、印
法、陀罗尼受持法等内容。这部分内容纯粹是佛家语，清
代的刻本往往将其一并删去，而仅留篇首数语，如严有禧
乾隆己卯刻本、乾隆己亥王氏慎斋刻本。袁黄笃信佛教，
并得到云谷、妙峰法师的真传，一生谨遵"诸恶莫作，众
善奉行"的训勉，身体力行"功过格"，彭绍升《了凡居
士传》称其"居常诵持经咒，习禅观，日有课程。公私遽
冗，未尝暂辍"，足见其虔诚。明末清初学者方孝标受自

身思想立场的影响，因《祈嗣真诠》一书杂糅佛家、道家思想而认为该书未尽出于袁黄（详见方孝标《光启堂文集·祈嗣真诠序》），这是缺乏事实根据的。

总 书 目

I

诊　法

针灸推拿

本　草

药征

药鉴

药镜

本草汇

本草便

法古录

食品集

上医本草

山居本草

长沙药解

本经经释

本经疏证

本草分经

本草正义

本草汇笺

本草汇纂

本草发明

本草发挥

本草约言

本草求原

本草明览

本草详节

本草洞诠

本草真诠

本草通玄

本草集要

本草辑要

本草纂要

药性提要

药征续编

药性篡要

药品化义

药理近考

食物本草

食鉴本草

炮炙全书

分类草药性

本经序疏要

本经续疏

本草经解要

青囊药性赋

分部本草妙用

本草二十四品

本草经疏辑要

本草乘雅半偈

生草药性备要

芷园臆草题药

类经证治本草

神农本草经赞

神农本经会通

神农本经校注

药性分类主治

艺林汇考饮食篇

本草纲目易知录

汤液本草经雅正

新刊药性要略大全

淑景堂改订注释寒热温平药性赋

用药珍珠囊　珍珠囊补遗药性赋